파킨슨병 전문가가 알려주는 파킨슨병 완벽 가이드북

파킨슨병

KB207283

개정판을 펴내며

일본 뇌신경학계의 권위자인 사쿠타 마나부 교수의 〈파킨슨병〉이 국내에 소개된 지 10여 년이 지났습니다. 2014년 출간한 이 책은 독자들의 많은 호응을 얻었습니다. 리스컴 출판사에서 그동안 많은 책을 펴냈지만, 이처럼 독자 문의 전화를 많이 받은 책도 드물었습니다. 그만큼 파킨슨병 환자들은 의료 정보에 목말랐다는 사실을 알 수 있었습니다.

파킨슨병은 뇌의 신경전달물질인 도파민 분비 감소로 인해 손발 떨림과 경직, 보행 장애 등을 일으키는 퇴행성 신경계 질환입니다. 영국의 의사 제임스 파킨슨(James Parkinson)에 의해 1817년 처음 학계에 보고되어, '파킨슨병'이라고 이름 붙여졌습니다.

건강보험심사평가원 자료에 따르면 2020년 파킨슨병으로 의료기관을 찾은 환자는 11만 1,311명으로, 2016년 9만 6,499명보다 약 15.3% 증가한 것으로 나타났습니다.

파킨슨병은 나이가 많을수록 발병률이 증가합니다. 치매, 뇌졸중과 함께 3대 노인성 뇌질환 중 하나로 꼽히는 이유입니다. 우리나라는 고령 사회를 맞아 파킨슨병 환자도 계속 늘어날 것으로 전망됩니다.

그동안 한방의학 관련 국제학회, 신경학 및 파킨슨병 관련 학회에 다니면서 여러 우수한 건강 서적을 접해온 경희대 한방병원 중풍뇌질환센터 조기호 교수님의 소개로 이 책을 처음 알게 되었습니다. 파킨슨병의 치료와 생활관리법을 풍부한 그림과 사진으로 알기 쉽게 설명한 책이어서 고령인 파킨슨병 환자가 쉽게 이해하기에 이보다 좋은 책이 없다고 생각했습니다. 약물요법과 운동, 생활치료법, 나아가 가족의 이해와 돌봄에 대한 내용까지 간결하면서도 포괄적으로 소개되어 있어 더욱 유익했습니다.

파킨슨병은 지난 십수 년 동안 신약 개발이 활발하게 이루어졌습니다. 그동안 새롭게 바뀐 의약 정보와 정책들을 반영하지 못해 아쉬웠습니다. 이번에 관련 자료와 정보를 업데이트하고 추가해 재편집했습니다. 이 책이 파킨슨병으로 고통받는 환자와 가족들의 일상 회복에 도움이 되기를 바랍니다.

리스컴 편집부

자신에게 맞는 건강법을 찾는 것이 중요합니다

'일병식재(一病息災)'라는 말이 있습니다. 몸에 병이 있어 건강에 주의를 하다 보면 하루하루 편하게 지낼 수 있다는 뜻입니다. 이는 파킨슨병 치료법을 이야기하기에 딱 알맞은 표현이라고 생각합니다.

파킨슨병은 병원에서 받는 치료만으로는 충분한 효과를 얻기 어렵습니다. 약을 적절하게 쓰면서 운동과 생활 전반을 관리하는 것이 모두 치료로 이어집니다. 질병을 극복하고 증상이 완전히 사라지게 하기 위하여 안간힘을 쓰기보다는 일병식재의 마음으로 자신에게 맞는 건강관리법을 찾아야 합니다.

질병에는 의사가 늘 함께합니다. 가끔 의사의 치료방법에 의문을 품고 여기저기 병원을 옮겨 다니는 환자도 있는데, 그런 방법으로는 치료에 전념할 수 없습니다. 신경과 전문의라면 치료방법에 큰 차이는 없을 것입니다. 마음에 들지 않는 점이나 의문점 등을 숨김없이 털어놓고 의사와 솔직한 대화를 나누는 것이 우선되어야 할 것입니다.

파킨슨병은 "100명의 환자를 진료하면 일목요연한 이론을 세울 수 있다. 1,000명의 환자를 보면 예외적인 항목만 늘어난다. 5,000명의 환자를 대하면 이론이 성립되지 않는다."고 할 정도로 개인차가 큰 질병입니다. 이런 이유에서 장기적으로 경과를 살펴본다는 것은 중요합니다. 담당 주치의와 신뢰를 쌓고 일심동체가 되어 치료해야 합니다.

파킨슨병에 대한 연구는 꾸준히 진행되고 있습니다. 최근에는 치료 방법이 눈부시게 발전하여 10년 전에는 상상도 못 했던 효과를 얻고 있습니다.

이 책에서는 치료의 주축인 약물치료, 운동요법, 일상생활 개선 등을 그림과 사진을 통해 알기 쉽게 설명했습니다. 파킨슨병 치료에 이 책이 조금이라도 도움이 되길 바랍니다.

사쿠타 마나부

환자와 가족들이 쉽게 이해하고
실천할 수 있는 건강서를 소개합니다

고령 인구가 급격하게 늘어가고 있습니다. 우리나라는 65세 이상의 인구 비율이 14%를 넘어 이미 고령 사회에 접어들었습니다. 고령 인구가 늘면서 진료 현장에서도 뇌의 퇴행성질환자들을 많이 만나게 됩니다. 대표적인 질병이 파킨슨병입니다.

파킨슨병은 이제 우리 주위에서 흔히 볼 수 있게 되었습니다. 드라마나 연극을 보면 종종 지팡이를 짚고 허리를 구부린 채 손을 떨며 발을 끄는 노인이 나오곤 하는데, 이것이 바로 파킨슨병 환자의 모습입니다.

파킨슨병은 나이가 들면서 만나게 되는 신체 변화입니다. 그러나 처음에 이 병을 받아들이기는 쉽지 않습니다. 어떻게든 치료해보고자 어깨나 허리 같은 데를 수술하는 경우도 드물지 않습니다. 게다가 인터넷 검색을 해보면 희망적인 얘기를 찾아보기 어렵습니다. 특히 원인 치료법이 없고 대증요법을 쓴다고 하면, 불치병으로 받아들여 환자 자신이나 가족들이 곤혹스러워 하기도 합니다. 노화의 한 현상으로 받아들이던 옛날과 달리, 지금은 의약학이 발전하면서 약물에 의존하게 되어 오히려 많은 오해와 불신이 생기고 있는 것도 사실입니다.

진료를 하다 보면 파킨슨병 환자들이 의약물에 심하게 의존한다는 생각을 하게 됩니다. 3분간의 진료로 3~4개월치를 한꺼번에 처방받는 의료 현실에서 환자들이 이해하기 쉬운 건강서가 필요하다는 걸 절감하였습니다.

그동안 일본 의사들의 한방의학 관련 학회, 일본 신경학 및 파킨슨병 관련 학회에 다니면서 여러 책을 보았습니다. 그러다가 좋은 책을 발견해 리스컴 출판사에 추천하게 되었습니다. 이 책은 일반인들이 쉽게 이해할 수 있도록 그림을 통해 설명하고 있고, 약물요법과 운동 등을 조화롭게 실천해나갈 수 있도록 친절하게 이끌어줍니다.

파킨슨병 환자들은 약을 먹고 있는데도 걸음이 부자연스럽고 손이나 발이 떨려 주위의 시선에 불편해 합니다. 이와 같은 질병의 경과를 이해할 필요가 있습니다. 그런 점에서 이 책이 환자와 보호자들에게 큰 도움이 되리라 생각합니다.

원서의 내용을 충실하게, 우리 실정에 맞게 번역하려고 노력했습니다. 독자들에게 쉽게 다가갈 수 있을 것으로 생각됩니다. 책이 나오기까지 애쓰신 모든 분에게 감사의 말씀을 드립니다.

조기호

차례

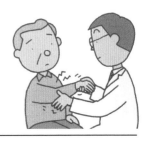

1장

파킨슨병이란 어떤 병인가

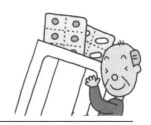

2장

파킨슨병 치료의 기본, 약

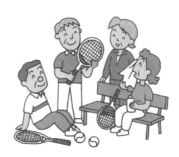

3장

꾸준히 하는
운동요법

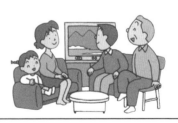

파킨슨병에 대해 이런 오해를 하고 있나요?

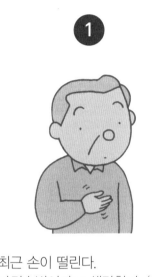

최근 손이 떨린다.
파킨슨병이라고 생각한다. (   )

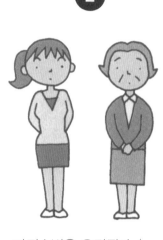

파킨슨병은 유전된다. (   )

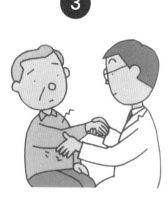

떨림이 나타나는 것은 근육에
이상이 생겼기 때문이다. (   )

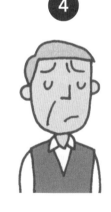

언젠가는 치매가 올 것이다. (   )

파킨슨병이라는 병명은 들어봤어도 실제로 어떤 병인지 잘 모르는 사람이 많다. 다음은 병과 치료방법에 대해 오해하기 쉬운 몇 가지 사항들이다. 맞는지 틀린지 O와 X로 대답해보자.

5

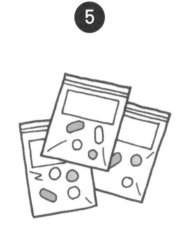

약의 양이 많다는 것은
중증을 의미한다. (   )

6

수술하면 완치할 수 있다. (   )

7

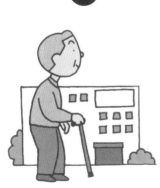

치료기간이 길어지면 입원이
필요하다는 것을 의미한다. (   )

8

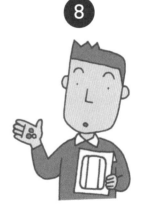

증상이 가벼워지면
약을 먹지 않아도 된다. (   )

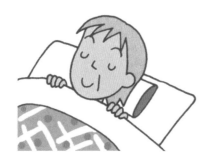

쉽게 피로를 느끼므로
안정을 취해야 한다. (　　)

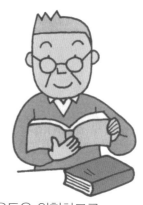

운동은 위험하므로
그만두는 것이 좋다. (　　)

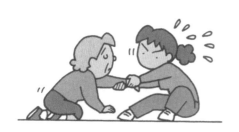

재활운동을 열심히 하면
반드시 개선된다. (　　)

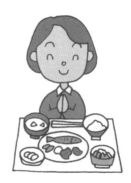

식사습관을 개선한다고 해서
나아지는 것은 없다. (　　)

① **X** 떨림은 파킨슨병의 대표적인 증상이지만, 떨리는 증상은 다른 질병에서도 많이 나타난다. 파킨슨병을 진단하는 데 있어서 떨리는 증상 말고도 다른 중요한 증상들이 있다. → p.18, p.34 참고

② **X** 가족 중에 파킨슨병 환자가 여럿 있는 것은 특수한 경우이고, 대부분은 유전이 아니라 체질이나 환경과 관련되어 있다. → p.32 참고

③ **X** 손발이 떨리거나 움직임이 둔해져도 근육 그 자체에는 이상이 없다. 파킨슨병은 운동을 조절하는 뇌의 활동에 이상이 생긴 병이다. → p.33 참고

④ **X** 치매를 유발하는 경우는 없다. 다만, 병에 대한 불안감 때문에 운동량이 줄어들면 치매와 비슷한 증상이 나타나기도 한다. → p.44 참고

⑤ **X** 먹는 약의 양과 증상의 정도와는 관계가 없다. 병의 원인을 개선하는 약, 부작용을 억제하는 약, 증상별로 쓰이는 약 등 다양한 약을 사용한다. → p.48 참고

⑥ **X** 수술은 어디까지나 보조적인 치료방법이다. 수술로 증상이 개선되면 약을 줄일 수도 있다. 하지만 수술 후에도 증상의 정도에 따라 약이 필요하다. → p.80 참고

⑦ **X** 입원하는 일은 극히 드물다. 집에서 환자가 스스로 일하는 것도 중요한 치료방법 중의 하나다. 대체로 환자들은 입원하지 않고 치료를 받는다. → p.86 참고

⑧ **X** 약은 뇌에서 부족한 부분을 보충해주는 역할을 한다. 약을 중단하면 본래의 상태로 돌아가버린다. 따라서 약은 계속 먹어야 한다. → p.72 참고

⑨ **X** 가만히 안정만을 취하면 오히려 병이 악화된다. 일상생활에서 열심히 몸을 움직이면 병을 개선시킬 수 있을 뿐만 아니라 약의 효과도 높인다. → p.90 참고

⑩ **X** 증상이 진행되면 제대로 운동하기가 힘들어진다. 조금씩이라도 몸을 움직이는 것이 중요하다. 안전하게 몸을 움직이는 방법을 찾아야 한다. → p.118 참고

⑪ **X** 파킨슨병의 재활치료는 병의 개선이 목적이 아니라 현상유지를 목표로 한다. 생활하는 데 필요한 일들을 환자가 스스로 할 수 있도록 몸 상태를 유지하는 것이 중요하다. → p.130, p.150 참고

⑫ **X** 파긴슨병 치료에 식습관 면에서 주의할 짐은 있다. 다만, 변비나 현기증 같은 증상이 있을 경우에 약에만 의존하는 것보다는 식습관을 개선하는 것이 좋다. → p.134 참고

전부 잘못된 생각이다.
적절한 치료를 위해서 질병에 대해 올바르게 이해하고 알도록 하자.

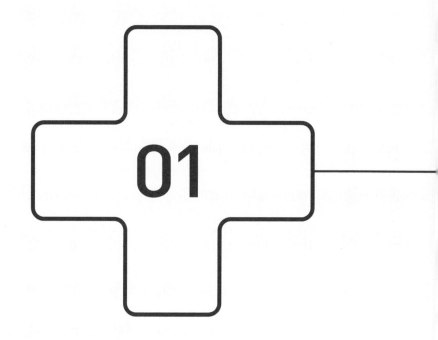

파킨슨병이란 어떤 병인가

손이 떨린다. 몸이 무겁고 생각대로 움직여지지 않는다….
이런 증상은 도대체 왜 나타나는 것일까?
파킨슨병이란 어떤 병인지, 왜 생기는지, 어떻게 접근해야 하는지,
치료법은 무엇인지에 대하여 제대로 알아야 할 필요가 있다.
이를 위해서 먼저 병에 대해 자세히 살펴보자.

3대 증상은 손발 떨림, 뻣뻣한 근육, 느린 행동

파킨슨병이라고 하면 손발의 떨림이 대표적인데, 이밖에도 중요한 증상이 두 가지 더 있다. 뻣뻣한 근육, 느린 행동과 같은 증상은 몸의 어느 부분에서 일어나는가에 따라 변화가 다양하게 나타난다.

파킨슨병의 3가지 증상

파킨슨병의 특징적인 증상은 손발의 떨림, 뻣뻣한 근육, 느린 행동, 이 세 가지다. 떨림은 손발 등에서 나타나기 때문에 비교적 파악하기 쉽지만, 근육이 뻣뻣해지거나 행동이 느려지는 것은 온몸에서 나타나기 때문에 쉽게 눈치채지 못하는 경우가 있다. 몸의 어디에서 나타나는지에 따라 자각증상이 달라진다.

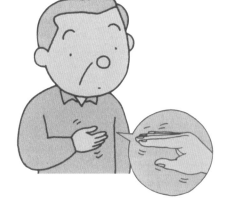

특징

- 좌우 어느 한쪽 손이나 발부터 떨림이 시작된다.
- 자고 있을 때는 멈추고 깨어나면 떨리기 시작한다.
- 누워 있어도 떨린다.
- 환자 본인은 자각하지 못하고 주변 사람들이 먼저 지적해주는 경우가 많다.

① 손발이 떨린다

파킨슨병의 대표적인 증상은 손발이 떨리는 것이다. 떨리는 증상은 1초에 5회 정도로 천천히 규칙적으로 나타난다. 초기에는 몸의 좌우 어느 한쪽만 가볍게 떨리는 경우가 많다. 그 때문에 주로 쓰는 팔이 아닌 반대쪽에서 떨림이 있을 때에는 본인도 자각하지 못하는 경우가 있다.

환약말이떨림 Pill-rolling tremor

손 모양이 환약을 조제하는 것과 같다고 해서 붙은 이름이다. 손바닥과 손가락 사이가 확 굽고 손가락 마디는 젖혀질 듯이 곧게 펴진다. 엄지손가락이 안쪽으로 굽어진 채 떨리기 때문에 손가락 끝으로 뭔가를 둥글게 마는 것처럼 보인다.

② 근육이 굳어진다(근육 경직)

자신도 모르게 근육이 뻣뻣해져서 힘을 빼려고 해도 힘이 빠지지 않는다. 부드럽게 움직일 수 없을 뿐만 아니라 의사가 환자의 팔을 잡고 움직이려고 하면 톱니바퀴처럼 탁탁거리는 저항감이 느껴진다. 그래서 '톱니바퀴 경직(Cogwheel rigidity)'이라고 불리기도 한다.

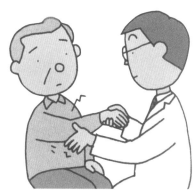

특징

- 자각증상이 거의 없다.
- 다른 사람이 팔꿈치나 손을 잡고 움직이려고 하면 타탁거리는 저항감이 있다.

③ 움직임이 느려진다 (느린 행동)

섬세한 동작들이 줄어들고 행동 하나하나가 상당히 느려져 움직이는 도중에 멈추기도 한다. 일단 정지 상태가 되면 몇 시간이고 그대로 꼼짝도 하지 않고 같은 자세를 유지한다.

보통 가만히 앉아 있다고 생각하지만 무의식중에 다리를 이리저리 꼬거나 비틀거나 하면서 부지런히 움직인다. 그런데 느린 행동이 나타나면 힘들지 않고 몇 시간이고 움직이지 않은 채 있게 된다.

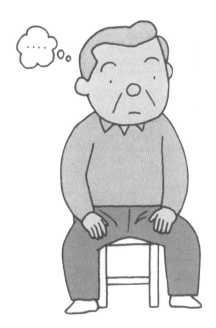

특징

- 전체적으로 동작이 줄어들고 느려진다.
- 몇 시간 동안 같은 자세로 있을 수 있다.
- 표정에 변화가 거의 없고 눈도 잘 깜빡거리지 않는다.

떨림 이외의 증상도 많다

파킨슨병은 어디에 어떤 증상이 나타나는지 사람마다 다 다르다. 가장 대표적인 특징이라고 할 수 있는 손발의 떨림도 모든 환자에게 나타나는 것은 아니다. 주로 나타나는 증상은 세 가지다. 손발의 '떨림', 근육이 굳어 움직임이 둔해지는 '근육 경직', 무의식적인 동작이 줄어들면서 서서히 느려지는 '느린 행동', 이것이 파킨슨병의 3대 증상이다.

대부분의 환자들은 이 가운데 두 가지 증상을 동시에 겪는 경우가 많다. 파킨슨병에서는 여러 요소가 복합적으로 작용해 다양한 변화로 이어진다.

동작이 작아지고 움직임이 둔해진다

느린 행동은 온몸의 근육에서 나타나 다양한 변화를 일으킨다. 얼굴에서 표정의 변화가 줄고, 동작이 작아진다. 글씨를 쓸 때 글자가 점점 작아지는 것도 느린 행동의 하나라고 할 수 있다. 또한 호흡과 발성에 사용하는 근육도 움직임이 둔해져서 목소리가 작아지고 말이 빨라진다.

느린 행동은 대부분 자각하기 힘들다. 처음에는 '왠지 몸이 무거운데, 나이 탓인가'라고 생각하는 경우가 많다.

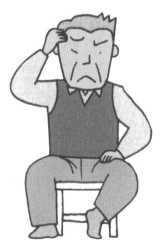

무의식적으로 하던 동작이 원활치 않다

사람들은 평소에 의식하지 않고도 자연스럽게 몸을 움직여 여러 동작을 동시에 한다. 이처럼 균형을 유지하면서 여러 동작을 한꺼번에 할 수 있는 것은 뇌가 온몸의 근육에 적절한 명령을 내려 조절하고 있기 때문이다. 그런데 파킨슨병 환자들은 이런 동작들이 원활하게 되지 않아 곤란을 겪는다.

무의식적으로 하는 일상적인 행동들

정신은 지갑을 꺼내는 데에만 집중되어 있지만, 실제로는 계속 걸으면서 주변의 안전을 확인하는 등 몇 가지 일을 동시에 한다.

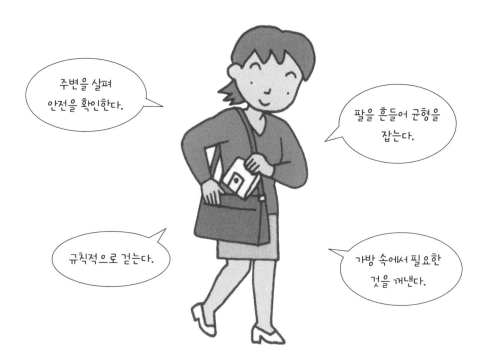

주변을 살펴 안전을 확인한다.

팔을 흔들어 균형을 잡는다.

규칙적으로 걷는다.

가방 속에서 필요한 것을 꺼낸다.

몸의 중심이 어느 한쪽으로 지나치게 기울어지면 뇌는 순간적으로 판단하여 기운 쪽으로 발을 내디뎌 몸을 지탱하거나 방어를 위해 손을 내민다.

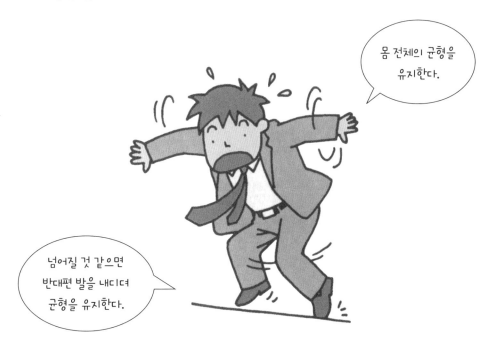

몸 전체의 균형을 유지한다.

넘어질 것 같으면 반대편 발을 내디뎌 균형을 유지한다.

파킨슨병 환자는 자세가 불안정해 잘 넘어진다

파킨슨병 환자는 자세가 약간 구부정하다. 이런 자세는 넘어지기 쉬운데, 순간적으로 한 발을 내디뎌야 할 때 좀처럼 발이 안 떨어진다. 몸의 균형이 깨졌을 때 뇌는 급히 명령을 내려 몸이 넘어지지 않도록 반사적으로 반응을 일으킨다. 그런데 파킨슨병 환자는 이 명령이 원활히 전달되지 않아 막대기가 넘어지듯이 '탁' 하고 넘어진다. 또한 걸으면서 지갑을 꺼내는 등의 두 가지 동작을 동시에 하지 못하고 멈춰설 때도 있다.

환자는 자세가 변했다는 사실을 잘 알아차리지 못한다. 사진이나 비디오 등을 통해 자기 모습을 객관적으로 살펴보고 알게 되는 경우가 많다.

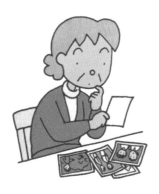

특징

- 등이 굽어 앞으로 숙여진다.
- 팔꿈치나 무릎, 고관절이 굽는다.

* 등이 구부정해지고 턱을 살짝 앞으로 내미는 독특한 모습이다. 무릎, 고관절도 굽어 전체적으로 앞으로 쏠린 것처럼 보이는데, 이것을 '전경전굴자세'라고 한다.

팔을 움직이지 않고 종종걸음을 친다

걷는 모습에도 특징적인 변화가 나타나 걸을 때 팔을 흔들지 않게 된다. 이러면 균형을 잡기 어려워지고 바닥을 스치듯이 보폭을 작게 해서 걷기 때문에 잘 넘어진다. 또한 증상이 진행되면 좀처럼 첫발을 떼지 못한다. 그런데 일단 걷기 시작하면 리듬을 잃고 조금씩 속도가 빨라져 잔걸음을 치게 된다. 처음에는 속도가 느리지만 종종걸음이라 하더라도 점점 빨라지게 되고, 보폭이 좁아져 발을 질질 끌며 걷는다. 그렇지만 장애물이 나타나면 보폭을 넓혀 뛰어넘기도 한다. 이렇듯 모순된 증상이 파킨슨병의 특징이다.

걷는 모습의 변화

가족이나 주변 사람들이 몸의 자세나 걷는 모습의 변화를 지적할 때까지 자각하지 못하는 경우도 있다.

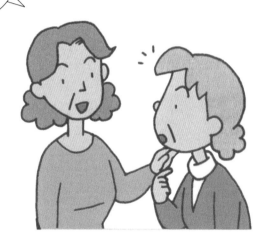

요즘 자세가 안 좋아지신 것 같네요!

특징

- 발을 끌면서 걷는다.
- 팔을 흔들지 않는다.
- 자주 넘어지고, 넘어지면 정도가 심하다.
- 좀처럼 첫발을 떼지 못하는데, 일단 걷기 시작하면 걸음이 빨라진다.
- 장애물이 있으면 오히려 보폭을 넓혀 잘 넘어간다.

* 팔로 균형을 잡지 못하고 발을 질질 끌면서 걷기 때문에 천천히 걸어도 잘 넘어진다. 순간적으로 균형을 잡지 못해 넘어지면 크게 다친다.

파킨슨병으로 인해 나타나기 쉬운 전조증상

뇌에서 시작되는 자율신경 기능이 영향을 받으면 몸에 이상이 생기기 쉽다. 대부분 평상시에 자주 경험하는 증상인데, 특히 파킨슨병 환자에게 많이 나타는 증상은 변비, 현기증, 냉증 등이다.

대표적인 전조증상 3가지

파킨슨병으로 인해 자율신경 기능에 장애가 생기면 신체에 여러 증상이 나타난다.

> ① 장운동이 약해진다
> → 변비 증상이 나타난다

장을 움직이는 힘이 약해져 심한 변비 증상이 나타난다. 가장 흔하게 볼 수 있는 증상으로 파킨슨병 초기부터 나타난다.

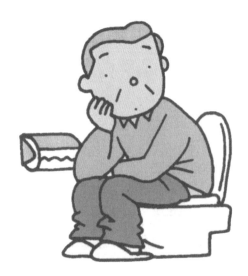

② 혈압 조절이 안 된다
→ 일어설 때 현기증이 난다

전체적으로 혈압이 낮아지고 미세한 조절 능력이 떨어져서 갑자기 일어서면 뇌에 일시적으로 혈액이 부족해져 현기증을 느낀다.

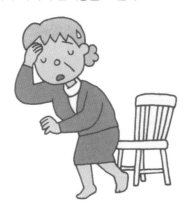

③ 체온 조절이 잘 안 된다
→ 냉증이 있다 / 땀 배출의 균형이 깨진다

수족냉증이나 상반신, 특히 가슴 위쪽으로 땀이 많이 나는 증상을 겪게 된다. 얼굴이나 두피의 피지가 과잉 분비되는 지루성피부염이 나타나기도 한다.

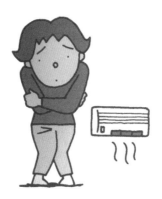

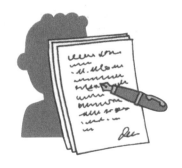

사실은 그때 그 증상이…

파킨슨병은 뇌에 생긴 변화가 원인이다 (p.32 참고). 뇌에서 뻗어나가는 자율신경의 기능이 장애를 일으켜 자율신경계 이상 증상이 나타난다.

그중에서도 변비 증상이 가장 흔하다. 실제로 떨림 같은 증상이 일어나기 몇 년 전부터 변비로 고생했다는 환자가 있을 정도다. 또한 현기증(기립성 저혈압)도 자주 볼 수 있다. 파킨슨병에 걸리면 일반적으로 혈압이 떨어지므로 고혈압 치료를 받았던 사람이 더 이상 혈압 낮추는 약을 먹지 않기도 한다.

그밖에 체온 조절기능에 문제가 생겨 수족냉증이나 발한 장애를 일으키기도 한다. 발한 기능에 문제가 생기면 땀을 잘 배출하지 못하고 땀이 분비되는 부위도 변한다. 다리에는 땀이 나지 않지만, 가슴부터 얼굴에 땀이 많아져 얼굴이 번들거리기도 한다.

자율신경은 어떤 기능을 하나?

자율신경은 이름 그대로 스스로 조절기능을 하는 신경이다. 숨을 쉬거나 심장이 뛰거나 소화를 시키는 것은 우리가 의식하지 않더라도 늘 기능을 하는데, 자율신경은 바로 이런 기능을 조절한다.

간단히 정리하면, 자율신경에는 몸을 활기차게 만드는 기능을 하는 교감신경과 편안하게 이완하는 기능을 하는 부교감신경 두 가지가 있다. 이들은 서로 균형을 유지하면서 기능한다. 자율신경계 이상 증상은 두 신경 사이의 균형이 깨짐으로써 나타난다. 증상이 다양한 것은 자율신경의 기능이 여러 갈래에 걸쳐 있기 때문이다.

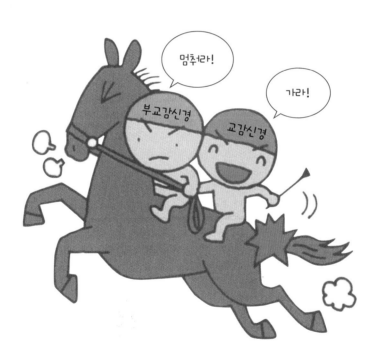

뇌의 신경전달 메커니즘

파킨슨병에 걸리면 운동과 관련된 증상이 두드러지게 나타난다. 이것은 뇌에서 운동을 조절하는 부위에 이상이 생겼기 때문이다. 병의 원리를 이해하기 위해 먼저 뇌 기능을 간단히 살펴보도록 하자.

뇌가 운동을 일으키는 메커니즘

의식적으로 몸을 움직일 때는 물론이고, 의식하지 않을 때에도 뇌는 '어느 근육을 어떻게 움직일지' 명령을 내리고 있다. 그 흐름은 다음과 같다.

선조체 | 운동 명령
대뇌피질 밑에 있는 기저핵의 일부로서 운동에 관한 명령을 내리는 곳이다. 여기서 주로 활동하는 신경전달물질은 도파민과 아세틸콜린으로, 뇌에서 보내는 명령을 대뇌피질로 전달한다 (그림에서는 보이지 않는다).

흑질 | 도파민 생성
선조체의 정보 전달에 사용되는 도파민을 만든다. 여기서 만들어진 도파민은 방출되어 선조체에 있는 수용체와 결합함으로써 선조체의 작용을 원활하게 한다.

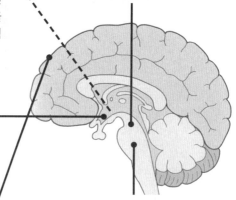

시상 | 명령 전달
선조체에서 전달받은 명령은 시상을 거쳐 대뇌피질에 전달된다.

대뇌피질 | 명령 전달
시상에서 전달받은 명령을 척수로 전달한다. 대뇌피질은 뇌의 가장 겉 부분이다.

척수 | 전신 신경으로 전달
대뇌피질로부터 받은 명령은 척수에 전달된다. 척수는 척추 중앙에 모여 있는 신경다발인데 여기서 조금씩 가지를 뻗어 온몸으로 퍼진다.

운동 명령을 전달해주는 신경전달물질

뇌는 신경세포로 이루어진 세포 덩어리다. 뇌로 들어오는 정보와 뇌에서 내보내는 명령은 신경세포를 통해 주고받는다. 신경세포 사이는 신경전달물질이 이어준다. 상류에 해당하는 신경세포에서 내보낸 신경전달물질이 하류의 신경세포에 있는 수용체에 도달함으로써 정보가 전달된다.

신경전달물질 중 몸의 운동과 관련된 것으로 도파민과 아세틸콜린이 있다. 이 두 가지 물질이 뇌의 명령을 신경에 전달해 최종적으로 몸을 움직이게 한다. 그런데 도파민과 아세틸콜린 간의 균형이 깨지면 뇌의 명령이 신경에 원활히 전달되지 않아 문제가 생긴다. 파킨슨병 환자에게 나타나는 손발 떨림과 근육 경직, 느린 행동 등의 증상은 이 때문이다.

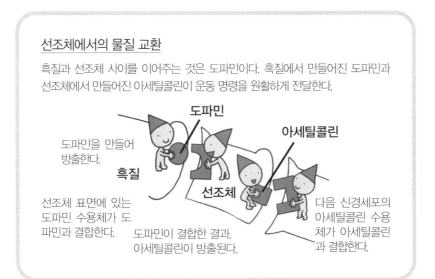

선조체에서의 물질 교환

흑질과 선조체 사이를 이어주는 것은 도파민이다. 흑질에서 만들어진 도파민과 선조체에서 만들어진 아세틸콜린이 운동 명령을 원활하게 전달한다.

도파민

아세틸콜린

도파민을 만들어 방출한다.

흑질

선조체 표면에 있는 도파민 수용체가 도파민과 결합한다.

선조체

도파민이 결합한 결과, 아세틸콜린이 방출된다.

다음 신경세포의 아세틸콜린 수용체가 아세틸콜린과 결합한다.

근육 | 최종 명령 전달
척수에서 갈라져 나온 신경은 각 근육과 연결되어 '움직여'라는 명령을 전달한다.

운동 발생
의식하지 못 하더라도, 선조체로부터 내려온 명령이 근육에 전달됨으로써 필요한 동작이 일어난다.

도파민이 줄어들면 파킨슨병이 생긴다

흑질에서 만들어지는 도파민의 양이 파킨슨병의 중요한 열쇠다. 파킨슨병은 도파민 자체의 양과 아세틸콜린과의 균형이라는 두 가지 문제와 관련이 있다. 도파민이 감소하는 이유는 아직 밝혀지지 않았지만 유전과 환경에서 원인을 찾아볼 수 있다.

나이가 들면 도파민의 양이 줄어든다

뇌의 신경세포는 나이에 비례해 조금씩 감소하며 그 기능도 쇠퇴한다. 흑질도 예외는 아니어서, 흑질에서 만들어지는 도파민의 양은 나이가 들면서 서서히 줄어든다. 하지만 건강한 사람은 도파민의 감소 속도가 느려 일상생활에 지장을 주지 않는다. 파킨슨병 환자는 흑질의 신경세포가 빠른 속도로 손상되어 도파민이 급격하게 부족해진다. 도파민과 아세틸콜린의 여러 작용이 원활하지 않아 선조체의 기능이 손상되면 운동 조절 능력이 떨어져 떨림이나 근육 경직, 느린 행동 등의 증상이 나타난다.

신경전달물질의 이상으로 발생하는 우울증과 알츠하이머

신경세포 사이를 잇는 신경전달물질은 종류가 다양하다. 지금까지 밝혀진 것은 극히 일부분이며, 이미 질환 치료에 사용되고 있는 것도 있다. 그중 하나가 우울증과 관련된 세로토닌이다. 세로토닌은 기분을 행복하게 하는 작용을 해서 '행복 호르몬'으로 불리기도 한다. 우울증에 걸리면 뇌의 세로토닌이 감소하는데, 이를 약으로 보충해주면 증상을 개선할 수 있다. 알츠하이머는 아세틸콜린의 부족이 하나의 원인으로 추정된다. 실제로 아세틸콜린의 분해를 막는 약이 알츠하이머 치료에 사용되고 있다.

체질, 환경 등 여러 요인으로 발생

흑질에 왜 이 같은 변화가 일어나는지는 명확하게 밝혀지지 않았다. 가족력으로 인해 발생하는 특수한 유형의 파킨슨병의 경우, 질환과 관련된 유전자가 발견되었다. 이 때문에 유전과 깊은 관련이 있다고 보는 연구자도 있지만 실제로는 체질과 환경 등 여러 요인 때문에 발생한다고 보는 것이 타당하다.

파킨슨병의 발생 원리 2가지

① 흑질에서 도파민을 충분히 생성하지 못한다

흑질의 신경세포가 변화를 겪으면서 그 수가 점점 줄어든다. 그 결과 충분한 양의 도파민을 만들지 못한다.

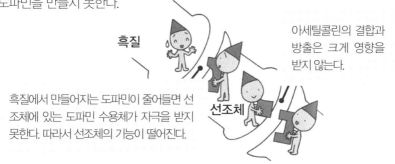

흑질

아세틸콜린의 결합과 방출은 크게 영향을 받지 않는다.

흑질에서 만들어지는 도파민이 줄어들면 선조체에 있는 도파민 수용체가 자극을 받지 못한다. 따라서 선조체의 기능이 떨어진다.

선조체

② 도파민과 아세틸콜린의 균형이 깨진다

건강한 사람은 도파민과 아세틸콜린의 양이 균형을 이룬다. 파킨슨병 환자는 도파민의 양은 줄고 그만큼 아세틸콜린의 양이 많아져서 균형이 깨진다.

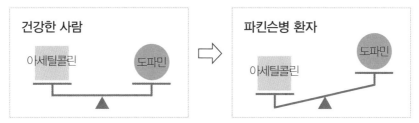

건강한 사람

아세틸콜린

도파민

파킨슨병 환자

아세틸콜린

도파민

파킨슨병과 혼동하기 쉬운 질병

파킨슨병의 대표적인 증상이라고 할 수 있는 떨림 등이 나타나도 검사를 해보면 다른 질환일 때가 있다. 뇌질환으로 인해 손발 떨림이 나타날 수 있고, 흑질 손상이나 약의 부작용 때문에 비슷한 증상을 보이는 경우도 많다.

파킨슨병은 아니지만 도파민이 감소하는 경우

두부 외상이나 뇌경색 등의 질환으로 흑질이 손상되어 도파민의 분비량이 줄어들면 파킨슨병과 비슷한 증상이 나타난다. 도파민의 양이 정상 수치에서 약 20% 정도 줄어들면 파킨슨병과 같은 증상이 나타나는 것으로 알려져 있다.

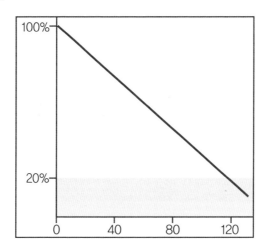

도파민은 나이에 비례해 줄어든다
도파민의 분비량은 나이가 들어가면서 줄어든다. 건강한 사람이라도 120세가 되면 누구에게든지 파킨슨병이 나타날 정도로 도파민 분비량이 감소한다.

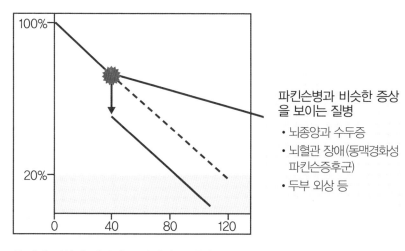

파킨슨병과 비슷한 증상을 보이는 질병

- 뇌종양과 수두증
- 뇌혈관 장애(동맥경화성 파킨슨증후군)
- 두부 외상 등

흑질에 이상이 생기면 도파민이 급격히 줄어든다

상처나 질환으로 흑질이 손상되거나 기능이 떨어지면 도파민의 분비량이 급격히 줄어든다. 이렇게 되면 파킨슨병과 비슷한 증상이 나타난다.

- 향정신병약
- 위장약
- 편두통 약

약의 부작용

위장약인 메토클로프라미드 (멕소롱, 맥페란정, 신일메토클로프라미드정)와 레보설피리드 (레보프라이드, 레보라이드, 레보딘, 레프정, 디스피드 등), 향정신병약 (페르페나진, 설피리드), 편두통 약 (플루나리진, 신나라진) 등의 부작용으로 떨림이 나타나거나 근육이 뻣뻣해질 수도 있다. 약을 중지하고 2~4주 정도 지나면 좋아진다.

본태성 떨림과 파킨슨병의 차이

원인이 명확하지는 않지만 손이 떨리는 본태성 떨림 환자는 비교적 많다. 본태성 떨림과 파킨슨병과의 차이를 살펴보면 다음과 같다.

떨림의 원인은 다양하다

여러 가지 원인으로 파킨슨병과 비슷한 증상을 보이는 경우가 있다. 가장 대표적인 것이 뇌와 관련된 어떤 질환으로 흑질이 손상되어 도파민이 줄 어드는 것이다. 또한 흑질에는 이상이 없지만 선조체와 선조체에서 연결 되는 명령이 지나가는 부위에 장애가 생기면 운동기능을 제대로 못하게 된다. 최근 동맥경화로 인해 뇌의 좁은 혈관이 자주 막히는 다발성 뇌경 색 환자가 늘고 있는데, 이것 역시 흑질이나 선조체에서 명령이 지나가는 길이 손상되었기 때문이다.

그밖에 외상이나 뇌종양, 약의 부작용, 선조체흑질변성증, 진행성핵상성 마비(p.41 참고) 등의 질환도 파킨슨병과 비슷한 증상을 보인다. 이들 질 환이 원인이라면 치료법은 전혀 달라진다. 이 경우 파킨슨병 치료약을 사 용하면 오히려 증상이 악화될 수도 있다.

	본태성 떨림	파킨슨병
떨림의 차이	컵을 잡거나 글씨를 쓰려고 하면 떨리지만 안정을 취하면 나아진다. 1초에 10회 정도의 빠른 속도로 떨리며 좌우대칭으로 나타난다. 머리가 흔들리거나 혀가 떨려 돌아가지 않는 경우도 있다.	자고 있을 때를 제외하고는 안정을 취해도 증상이 계속된다. 떨림은 1초에 5회 정도로 처음에는 한쪽 손발부터 시작된다. 서서히 양쪽으로 진행돼 그 정도는 좌우가 다르다.
다른 증상	없음	떨림 외에도 근육 경직이나 느린 행동, 변비, 현기증 등 다양한 증상이 나타난다.
연령	전 연령대에서 나타난다.	50~60대에 증가한다.
환자 수	약 100명 중의 1명	약 1,000명 중의 1명

검사와 진단

증상이 나타나면 먼저 정확한 검사와 진단을 받아야 한다. 정확한 진단을 위해서는 원인이 될 만한 다른 질병이 없는가를 확인할 필요가 있다. 증상을 확인한 다음에 실시하는 검사는 대부분 다른 질환을 찾아내기 위한 것이다.

진찰을 하면서 살펴봐야 할 점

문진을 할 때는 시간의 경과에 따른 증세의 변화에 대해 의사와 자세히 이야기를 나눈다. 의사는 촉진을 통해 환자의 상태를 살피고, 자세나 걷는 모습 등을 관찰하며, 손과 팔을 움직여 근육의 상태를 살펴본다.

문진을 통해 확인하는 것들

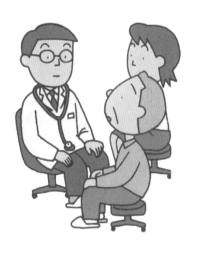

질병의 과거 병력, 가족력
지금까지의 건강상태 등 환자 본인의 과거 병력을 이야기한다. 부모, 조부모, 형제 등 가족 중에서 비슷한 질환을 앓은 사람이 있는지 가족력도 이야기해야 한다.

먹고 있는 약이나 건강기능식품
현재 복용하고 있는 약을 의사에게 이야기한다. 약 이름을 정확히 알지 못한다면 먹고 있는 약을 병원에 가지고 가는 것이 좋다. 한약이나 시판약도 잊지 말고 챙긴다.

마음에 걸리는 증상
일상생활에 곤란을 겪고 있는 증상에 대해 설명한다. 그밖에도 무슨 증상이 언제부터 생겼는지, 어떤 변화가 있는지 자세히 이야기한다.

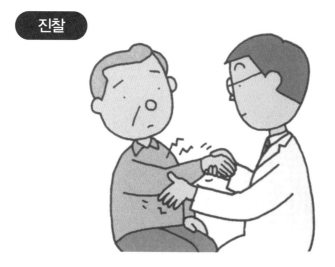

의사는 환자가 진찰실에 들어오는 모습이나 자세까지도 살핀다. 또한 침대에 누워 안정된 상태에서 떨리는 증상이 있는지도 눈여겨 관찰한다. 촉진을 할 때는 손과 팔을 실제로 움직여본다. 움직일 때 탁탁거리며 움직이기 힘들지는 않은지, 뻣뻣하지는 않은지 확인한다.

검사를 통해 다른 질병이 있는지 확인한다

환자의 상태를 판단할 때 가장 중요한 것이 진찰이다. 진찰을 할 때는 먼저 증상에 대해 설명한 다음, 의사가 직접 환자의 움직임을 보고 떨림이나 근육 경직의 정도를 살핀다. 고무망치로 무릎이나 다리를 두드려서 신경반사를 관찰하는 신경학적 검사도 한다.

CT나 MRI는 진단을 위해 필요한 검사지만, 이 같은 영상검사로 파킨슨병을 발견할 수는 없다. 다만 다발성 뇌경색 등 다른 뇌질환을 파악하기 위해 반드시 필요하다.

이밖에도 뇌경색 등의 원인이 되는 생활습관병 유무를 확인하기 위해 혈액검사를 하기도 하고 전신의 건강상태를 체크하기도 한다.

먹고 있는 약 때문에 파킨슨병과 비슷한 증상이 나타나는 일도 있으므로 진찰을 받을 때는 반드시 먹고 있는 약을 의사에게 이야기해야 한다. 처방약 외에 시판약, 건강기능식품 등도 중요한 정보를 제공하므로 빠짐없이 챙겨야 한다.

다른 질병이 있는지 알아보기 위한 검사

고혈압, 고지혈증이 있으면 뇌경색이나 동맥경화가 나타날 수 있다. 뇌경색, 동맥경화증의 원인으로 나타나는 다른 질환이 없는지, 뇌에 이상은 없는지 등을 주의 깊게 검사한다.

혈액검사 · 소변검사

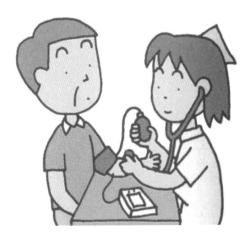

혈액과 소변을 측정해 몸의 건강상태를 체크한다. 이를 통해 고혈압, 당뇨병, 고지혈증 등 다른 질병은 없는지 확인한다.

파킨슨병을 직접 확인할 수는 없지만, 그 밖의 다른 질병은 CT나 MRI 검사를 통해 변화가 나타나기 때문에 이들 검사는 반드시 받아야 한다.

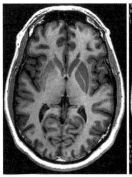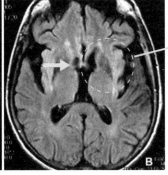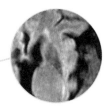

선조체흑질변성증
(Striatonigral degeneration, SND)

파킨슨병이라고 오해하기 쉬운 질병 중의 하나다. MRI로 뇌의 단면도를 보면 뇌실(뇌 척수액으로 채워져 있는 뇌의 빈 공간) 양 옆면에 선조체가 변성되어 있는 것을 확인할 수 있다. 왼쪽 사진의 정상뇌 사진과 확연히 구분되는 희미한 선이 어렴풋이 보인다.

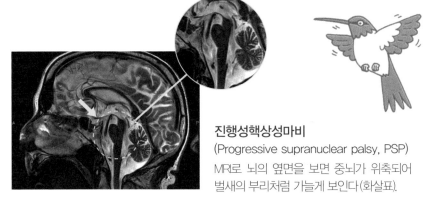

진행성핵상성마비
(Progressive supranuclear palsy, PSP)

MRI로 뇌의 옆면을 보면 중뇌가 위축되어 벌새의 부리처럼 가늘게 보인다(화살표).

해를 거듭하면서 천천히 진행된다

파킨슨병은 시간이 갈수록 조금씩 진행되는 질병이다. 약을 사용해 진행을 늦출 수 있지만 방치하면 상태가 악화한다. 일단 치료를 시작하면 상태가 호전되고 이전보다 증세가 가벼워지는 경우도 있다.

병의 진행에 따른 5단계 분류

파킨슨병은 상태에 따라 진행 단계를 파악할 수 있다. 여기서는 '혼과 야의 분류법(Hoehn & Yahr scale)'을 근거로 해서 증상을 설명하겠다.

1단계에서는 주로 사용하는 손이 아닌 반대편 손에서 떨림이 나타나 일상생활을 하는 데 불편이 거의 없다.

1단계
• 가벼운 정도. 몸 한쪽만 떨림. 근육이 뻣뻣해지는 증상이 나타난다.
• 목과 어깨가 결린다.
• 걸음이나 미세한 동작이 둔해진다.

2단계
• 양쪽 손발이 떨린다. 근육이 뻣뻣해지는 증상이나 느린 행동도 몸 양쪽에 나타나기 때문에 일상생활이 약간 불편해진다.
• 자세가 눈에 띄게 구부정해진다.
• 점점 균형감각을 잃어가지만 본인 스스로 몸을 가눌 수는 있다.

알아두세요

뇌병변 장애 판정이란?

파킨슨병은 뇌의 손상으로 인한 복합적인 장애인 뇌병변 장애에 속한다. 보건복지부에서 정한 장애 정도에 따라 장애 판정을 받으면 국가로부터 의료비 등을 보조받을 수 있다. 파킨슨병에 대한 장애 판정은 혼과 야의 분류법 및 진료기록에서 확인되는 주요 증상(균형 장애, 보행 장애의 정도 등), 치료 경과 등을 고려해 내리게 된다. 치료에 따라 장애 정도가 달라질 수 있으므로 1년 이상 성실하고 지속적인 치료를 받았다는 증빙을 해야 장애 판정을 받을 수 있다. 의료기관의 신경과, 신경외과 또는 재활의학과 전문의로부터 진단서를 발급받으면 된다. 2년마다 재판정을 받아야 한다.

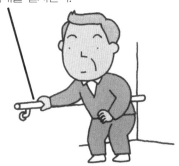

5단계
- 휠체어가 필요하다.
- 누워서 지내는 시간이 많다.

4단계
- 환자 혼자서 일어서거나 걷기가 힘들어진다.
- 외출할 때 보호자가 필요하다.

보행 장애에 대비해
지지대를 설치한다.

3단계
- 발이 움츠러들거나 보폭을 작게 해서 걷게 되며, 갑자기 돌진하는 등 보행 장애가 나타난다.
- 몸의 중심을 잃기 쉽고 방향 전환도 힘들어진다.
- 일상생활에시 동작이 둔해지지만 집 안에서는 특별한 도움 없이도 지낼 수 있다.

증상과 진행 속도는 개인차가 크다

파킨슨병의 중증도를 판별하는 것이 혼과 야의 분류법이다. 이 분류는 병의 위중한 정도가 아니라 나타나는 증상을 기준으로 판단하는 것이다.

혼과 야의 분류법에 따라 파킨슨병을 5단계로 분류하기는 하지만, 파킨슨병으로 인해 4단계, 5단계까지 진행되는 경우는 매우 드물다. 치료를 받게 되면 환자 대부분이 2~3단계를 유지한다. 3단계에서 치료를 시작한 환자가 2단계, 1단계까지 개선되는 경우도 많이 있다.

기억해야 할 점은, 혼과 야의 분류법은 어디까지나 하나의 기준에 불과하다는 것이다. 파킨슨병은 개인차가 크고 증상이나 진행 속도가 환자마다 다르다. 또한 환절기, 특히 4월과 12월에 일시적으로 증상이 악화되기도 한다. 진찰을 받을 때는 증상의 정도와 몸의 변화에 대해 가능한 한 자세히 의사에게 이야기해야 한다.

병에 대해 바로 아는 것이 치료의 첫걸음

파킨슨병에 대해 오해가 많은데, 그중에서 심한 경우 생명에 지장이 있지 않을까 하는 것이다. 하지만 파킨슨병은 생명에 지장을 주는 병은 아니다. 파킨슨병 환자라도 수명은 건강한 사람과 별 차이가 없다. 최근에는 치료법이 눈부시게 발전되어 누워 지내는 경우도 많이 줄어들었다.

활기찬 생활이 치료에 좋은 영향을 미친다

가장 먼저 알아둬야 할 것은 파킨슨병이 직접적인 원인이 되어 사망하는 일은 없다는 것이다. 최근에는 좋은 약이 많이 개발되고 일상생활의 불편함을 덜어주는 기구들도 다양하게 나와 있어 예전처럼 생활할 수 있다. 일을 계속하는 사람도 많다.

파킨슨병이 치매의 원인이 되는 일도 없다. 또한 중증도에서 나타날 수 있는 환각이나 망상 등의 증상도 약으로 개선할 수 있다. 무엇보다 병을 무서워하지 않고 매일 활기차게 지내는 것이 치료에 좋은 영향을 미친다는 사실을 잊지 말자.

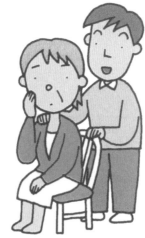

불안한 마음으로 혼자만 끙끙대지 말고 가족이나 주위 사람들에게 털어놓는다.

두려워하지 말고 바른 지식을 익힌다

어떤 병이든 올바로 이해하는 것이 치료의 첫걸음이다. 파킨슨병 역시 병에 대해 바로 알고 대처하는 것이 중요하다. 파킨슨병에 대해 궁금해 하는 세 가지 질문을 다음과 같이 정리했다.

Q. 생명에 지장이 있는 것은 아닌가요?

→ 파킨슨병은 심장이나 호흡 등과 같이 생명에 필수불가결한 기능에는 영향을 미치지 않습니다. 뇌경색이나 동맥경화와 같은 혈관질환은 생명과 관계가 있지만, 파킨슨병은 활동이 불편하기는 해도 직접적으로 생명에 영향을 미치지는 않습니다.

Q. 치매에 걸릴까봐 걱정입니다.

→ 파킨슨병 때문에 치매에 걸리는 일은 없습니다. 길을 잃어버리거나 피해망상 같은 정신적인 증상이 나타나지도 않습니다.

Q. 가족에게 부담을 주는 것은 아닌지요.

→ 집 안의 환경을 바꾸거나 운동할 때 도움받는 것을 부담스러워하는 사람도 적지 않습니다. 하지만 긴 안목으로 봤을 때 이러한 일상적인 보살핌이 자립생활로 이어집니다. 미안해하기보다는 감사하는 마음으로 운동을 하십시오.

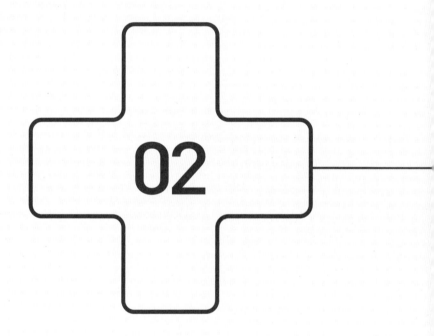

파킨슨병 치료의 기본, 약

파킨슨병 치료에 사용되는 약은 정말로 다양하다.
이들 약을 서로 조합하고, 용량과 먹는 시간대를 조정해서
효과를 최대한으로 이끌어내는 것이 파킨슨병의 약물요법이다.
약의 효과를 오랫동안 유지하기 위해서는 약에 대해서 잘 알아야 한다.

약물, 운동, 생활습관이 치료의 핵심

파킨슨병을 치료하기 위해서는 약물치료와 운동요법, 생활습관 개선이 필요하다. 약을 적절히 사용해 증상을 완화하고, 운동을 통해서 체력을 유지하며, 생활습관을 개선해 불편을 줄인다. 이 세 가지가 합쳐졌을 때 비로소 자립적인 생활을 유지해 나갈 수 있다.

치료 효과를 높이는 3가지 방법

파킨슨병은 생활 자체가 치료라고 할 수 있다. 약물, 운동, 생활습관 세 가지 중에서 어느 하나라도 빠지면 충분한 치료 효과를 얻기 어렵다.

약으로 진행을 늦추고 운동으로 근력을 키운다

파킨슨병의 특징은 운동요법에 따라 약의 효과가 확 달라진다는 점이다. 약을 올바르게 사용하더라도 운동을 전혀 하지 않으면 약이 효과를 발휘하지 못한다. 운동을 하면 그 자체로 건강상태가 좋아지는 것은 물론이고 약의 효과도 더 커진다. 때로는 약의 양을 줄일 수도 있다.

운동은 약과는 또 다른 면에서 질병을 개선하는 작용을 한다. 치료를 위해서는 약물치료와 함께 운동을 꾸준히 하고, 집 안을 활동하기 좋게 만들며 쉽게 넘어지지 않도록 장치를 할 필요가 있다.

약물요법

병의 진행을 막는 약과 증상을 완화하는 약을 사용한다. 여러 작용을 하는 약들이 개발되어 병을 조절할 수는 있지만, 근본적으로 병을 치료하는 것은 아니다.

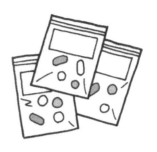

운동요법 (3장에서 자세히 설명)

매일 운동을 하면 병의 진행을 늦추고 약의 효과를 높일 수 있다. 병이 조금 진행된 다음 치료를 시작하더라도 몸을 움직여줌으로써 조금씩 운동할 수 있는 힘을 되찾게 된다.

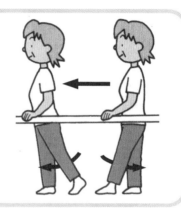

생활습관 개선 (4장에서 자세히 설명)

파킨슨병은 실내에서 넘어지는 사고가 많다. 이를 대비해 집 안을 정리하고 움직이기 쉽도록 장치를 하여 안전하고 쾌적하게 생활할 수 있게 한다.

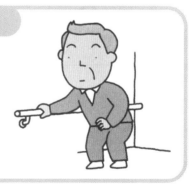

파킨슨병 치료에 이용되는 약

파킨슨병 치료에 사용되는 약은 여러 가지 면에서 병을 개선하는 작용을 한다. 이 장에서는 병 자체를 호전시키는 약 외에 증상을 완화하기 위한 약도 함께 소개한다.

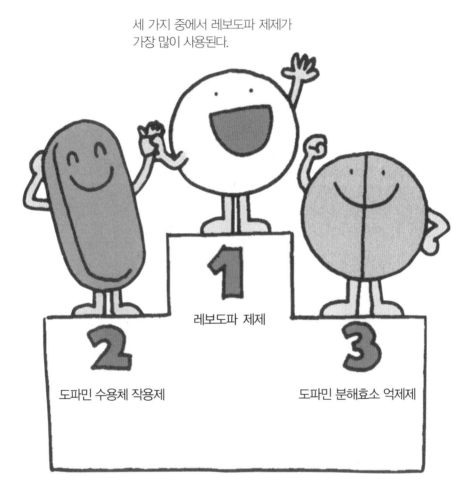

세 가지 중에서 레보도파 제제가
가장 많이 사용된다.

레보도파 제제

도파민 수용체 작용제

도파민 분해효소 억제제

주 치료약

뇌 속의 도파민 흐름에 직접적으로 관여해 질병의 원인이 되는 도파민 감소를 완화시키는 약이다. 세 가지 종류가 있다.

• 레보도파 제제(p.52 참고)
도파민의 원료가 되는 레보도파라는 물질을 약으로 복용한다. 약 중에서도 핵심적인 역할을 한다.

• 도파민 수용체 작용제(p.56 참고)
도파민이 작용하는 도파민 수용체를 자극함으로써 도파민과 같은 효력을 발휘한다. 레보도파 제제의 좋은 파트너이다.

• 도파민 분해효소 억제제(p.60 참고)
힘들게 분비된 도파민이 분해되는 것을 막는다. 가장 새로운 종류의 약으로 그 활약이 기대된다.

보조 치료약

도파민 그 자체에는 그다지 작용하지 않지만 기타 다양한 과정을 거쳐 질병을 억제하는 약이다.

• 노르아드레날린 보충제
• 항 콜린제
• 염산 아만타딘(p.66 참고)

기타 증상 개선 약(p.68 참고)

변비, 현기증, 위장 장애 등과 같은 전조증상을 개선하거나 약의 부작용을 줄여주는 약도 종종 사용된다. 불쾌한 증상을 없앰으로써 생활의 질을 향상시킨다.

뇌 속의 도파민을 증가시키는 레보도파

레보도파는 도파민의 원료가 되는 물질이다. 이것을 뇌의 흑질로 보내 도파민의 분비를 늘려 병을 치료한다. 파킨슨병 치료에 가장 많이 사용되는 중요한 약이다. 시판되는 약으로는 스타레보, 마도파, 퍼킨, 명도파, 트리도파 등이 있다.

레보도파 제제의 작용

도파민 자체는 약으로 먹더라도 뇌까지 도달하지 못한다. 레보도파도 그 자체로는 거의 장에서 분해된다. 레보도파 제제는 레보도파를 도파 탈탄산효소 억제제와 배합함으로써 장에서 분해되지 않고 뇌까지 도달할 수 있도록 고안한 것이다.

도파민의 재료가 증가한다
도파민의 재료가 되는 레보도파를 흑질의 신경세포까지 도달하게 해서 도파민의 생성을 돕는다.

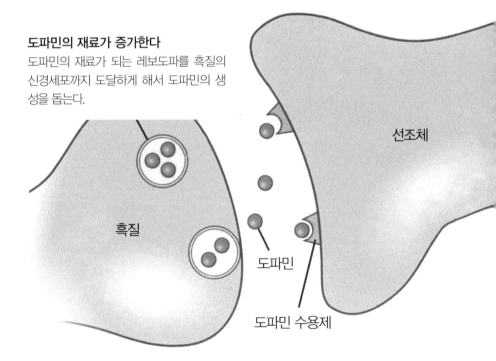

선조체

흑질

도파민

도파민 수용제

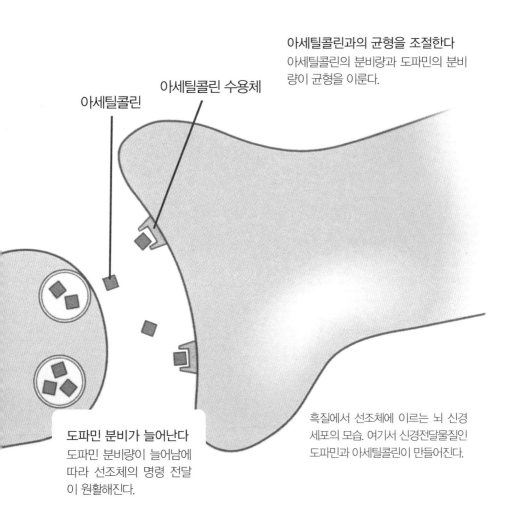

아세틸콜린

아세틸콜린 수용체

아세틸콜린과의 균형을 조절한다
아세틸콜린의 분비량과 도파민의 분비
량이 균형을 이룬다.

도파민 분비가 늘어난다
도파민 분비량이 늘어남에
따라 선조체의 명령 전달
이 원활해진다.

흑질에서 선조체에 이르는 뇌 신경
세포의 모습. 여기서 신경전달물질인
도파민과 아세틸콜린이 만들어진다.

치료의 핵심이지만 문제점도 있다

레보도파 제제는 파킨슨병 약물요법의 핵심이다. 자율신경계 이상 증상을 제외한 모든 파킨슨병의 증상을 치료할 수 있을 정도로 효과가 좋다. 그러나 효과가 큰 만큼 문제점도 안고 있다. 그중 하나가 대량으로 투여하면 약효가 떨어진다는 점이다. 또한 부작용의 위험도 있다. 그래서 요즘은 일반적으로 레보도파 제제의 용량을 줄이고 다른 약과 병용한다.

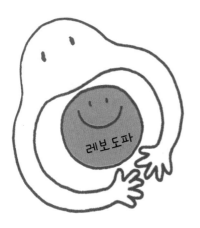

레보도파의 분해를 막는 '도파 탈탄산효소억제제'에는 카비도파 (Carbidopa)와 염산 벤세라지드 (Benserazide) 두 종류가 있다. 레보도파에 카비도파를 배합한 것(스타레보, 퍼킨 등)과 염산 벤세라지드를 배합한 것(마도파 등)은 기능과 부작용 면에서 거의 차이가 없다.

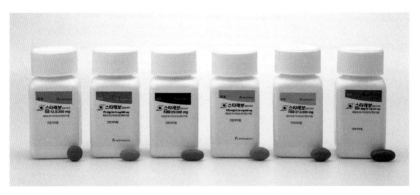

카비도파를 배합한 레보도파 제제

용량을 지키지 않으면 부작용이 생기기 쉽다

레보도파 제제는 사용하면 할수록 증상이 개선된다. 다만 문제는 많은 양을 장기간 사용하면 부작용이 나타날 수도 있다는 점이다. 가장 문제가 되는 부작용은 자기도 모르게 목이나 손발이 뒤틀리듯이 움직이거나 입을 오물오물하는 '이상운동증(Dyskinesia)'과 약을 먹어도 약효가 금방 없어지는 '마모현상(Wearing – off)'이다. 약을 먹으면 좋아진다고 해서 함부로 양을 늘리는 것은 절대 금물이다. 약을 복용할 때는 반드시 의사와 상의하고, 장기간 다량 사용하는 것은 자제해야 한다.

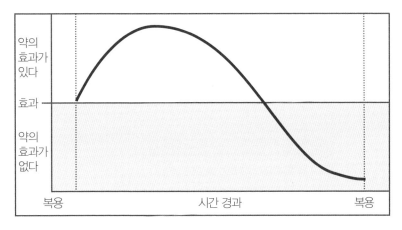

마모현상(Wearing – off)이란?

약을 사용했는데도 약효가 지속되지 않고 오히려 증세의 변동이 심해지는 것을 말한다. 약을 복용했는데도 2~3시간 지나면 증상이 심해져 움직일 수 없게 되고, 다시 약을 먹으면 개선된다.

도파민을 대체하는 약

도파민을 대신해 선조체의 도파민 수용체를 자극하기 위해 만들어진 것이 도파민 수용체 작용제다. 도파민이 실제로 증가하지 않지만, 약이 마치 도파민인 것처럼 수용체에 작용한다. 시판되는 약으로는 미라펙스, 리큅, 리큅피디, 파키놀 등이 있다.

도파민 수용체 작용제의 작용

이름 그대로 도파민이 결합하는 수용체에 작용하는 약이다. 비록 약일지라도 수용체가 자극을 받으면 도파민이 늘어나는 것과 같은 결과를 가져온다.

도파민 수용체 작용제를 사용하면

약이 수용체에 결합해 자극을 준다

약이 수용체에 작용함으로써 필요한 자극이 신경세포에 전달된다. 수용체의 종류는 몇 가지가 있는데 약마다 자극하는 수용체가 다르다. 그렇기 때문에 효과를 볼 수 있는 증상도 약마다 미묘하게 다르다.

흑질

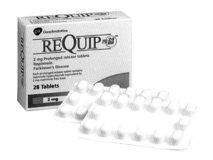

도파민 수용체 작용제는 작용 시간이 길고 마모현상을 줄여준다. 사진은 도파민 수용체 작용제 리큅피디다.

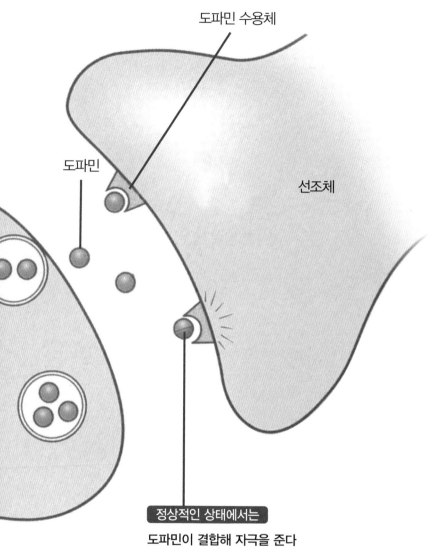

도파민 수용체

도파민

선조체

정상적인 상태에서는

도파민이 결합해 자극을 준다
도파민이 수용체에 결합하면 그 자극이
신경세포에 전달된다.

도파민 수용체 작용제의 특징

도파민을 흉내 내 도파민 수용체를 자극하는 것이 도파민 수용체 작용제다. 도파민 수용체 작용제는 도파민을 대신하지만 레보도파에 비해 효과가 자극적이지 않고 장기간 사용할 수 있다는 장점이 있다.

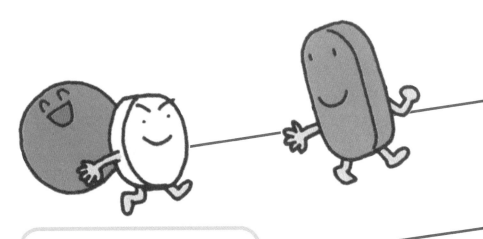

❶ 레보도파 제제의 기능을 돕는다
도파민 수용체 작용제는 보행 장애(첫발을 떼기가 힘들고 발을 끌면서 걷는다), 자세반사 장애 등의 증상에는 효과가 약간 떨어진다. 초기에는 단독으로 사용하는 경우도 있지만 보통은 증상 전반에 효과가 있는 레보도파 제제와 함께 사용한다.

❷ 종류가 많아 다른 약으로 바꿔가며 치료할 수 있다
도파민 수용체 작용제 역시 오랜 기간(4~5년 정도) 사용하면 효과가 떨어진다. 도파민 수용체 작용제는 종류가 많으므로 쓰던 약의 효과가 떨어지면 다른 약으로 바꾸어 치료를 계속한다.

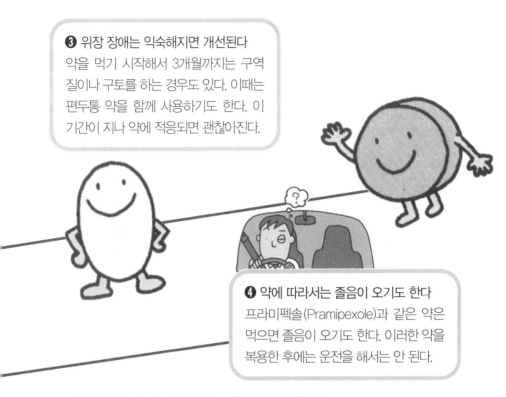

❸ 위장 장애는 익숙해지면 개선된다
약을 먹기 시작해서 3개월까지는 구역질이나 구토를 하는 경우도 있다. 이때는 편두통 약을 함께 사용하기도 한다. 이 기간이 지나 약에 적응되면 괜찮아진다.

❹ 약에 따라서는 졸음이 오기도 한다
프라미펙솔(Pramipexole)과 같은 약은 먹으면 졸음이 오기도 한다. 이러한 약을 복용한 후에는 운전을 해서는 안 된다.

레보도파 제제 대신 또는 함께 사용한다

도파민 수용체 작용제는 도파민 수용체에 작용함으로써 도파민이 많은 상태처럼 연출해 파킨슨병의 증상을 개선한다. 이 약은 1회 복용으로 효과가 장시간 지속된다. 또한 마모현상을 감소시키며 행동이 느려지거나 근육이 뻣뻣해지는 증상에 효과가 뛰어나다. 반면 오랜 기간 많은 양을 사용하면 효과가 떨어진다. 따라서 레보도파 제제와 함께 쓰고 두 가지 약을 조금씩 오랫동안 사용하는 것이 좋다.

보통 레보도파 제제를 줄일 필요가 있을 때에 도파민 수용체 작용제를 사용하는 경우가 많다. 하지만 증상이 가벼운 환자는 먼저 도파민 수용체 작용제로 치료를 시작해서 서서히 레보도파 제제와 병행 사용하기도 한다. 도파민 수용체 작용제는 레보도파보다 뇌의 흑질에 대한 부담이 적다는 장점도 있다.

도파민의 분해를 막는 약

어렵게 만들어진 도파민이라도 수용체와 결합되지 않으면 분해되어 사라진다. 그래서 도파민이 분해되는 것을 막아줌으로써 적은 양의 도파민을 유용하게 활용하게 해주는 약이 시중에 나와 있다. 도파민의 분해를 막는 대표적인 약으로는 마오비가 있다.

마오비 억제제의 작용

신경세포 사이에서 떠도는 도파민을 분해시키지 않고 보호해 도파민의 수명을 연장시키는 작용을 한다.

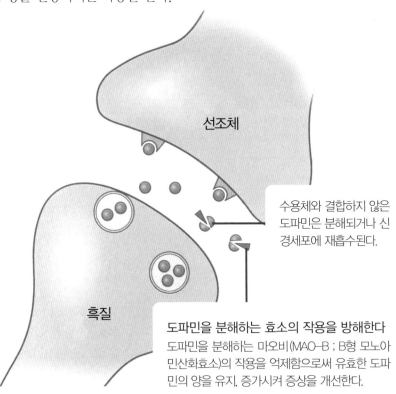

선조체

수용체와 결합하지 않은 도파민은 분해되거나 신경세포에 재흡수된다.

흑질

도파민을 분해하는 효소의 작용을 방해한다
도파민을 분해하는 마오비(MAO−B ; B형 모노아민산화효소)의 작용을 억제함으로써 유효한 도파민의 양을 유지, 증가시켜 증상을 개선한다.

적은 양의 도파민을 장기간 유지시킨다

도파민 분해효소 억제제는 가장 새로운 형태의 약이다. 시판되는 약 중 대표적인 것이 마오비 억제제인데, 이것은 도파민을 분해하는 마오비라는 효소의 작용을 방해해서 도파민이 분해되는 것을 막는 작용을 한다.

증상이 가벼운 환자는 마오비 억제제만으로도 효과가 나타나지만, 실제는 레보도파 제제와 같이 사용하여 레보도파 제제의 작용을 돕는다. 레보도파 제제의 마모현상을 개선하는 효과도 있다.

단, 한 번에 4정(10mg) 이상은 사용할 수 없으며, 다른 약과 병행해서 복용하기 힘들다. 반드시 신경과 전문의에게 처방을 받아야 한다.

현명한 환자는 약을 적절하게 활용한다

파킨슨병 치료약은 대부분 장기간 복용해야 한다. 그렇다고 약을 너무 맹신하거나 겁을 먹을 필요는 없다. 안정적인 상태를 유지하기 위해서는 약을 적절히 사용하는 지혜가 필요하다. 약을 복용할 때 주의할 사항은 다음과 같다.

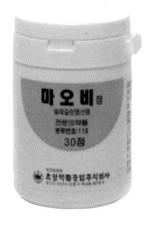 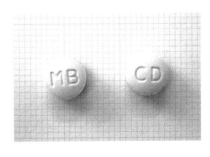

도파민 분해효소 억제제, 마오비 정

레보도파의 분해를 막는 콤트 억제제

도파민의 원료가 되는 레보도파는 COMT효소에 의해 분해된다. 그래서 COMT의 작용을 억제함으로써 레보도파의 효과를 증대해주는 '콤트(COMT ; Catechol O methyltransferase) 억제제'를 치료에 사용한다. 콤트 억제제는 단독 투여로는 효과가 없으므로 다른 파킨슨병 치료제와 병용한다. 레보도파의 분해를 막는 대표적인 약으로는 콤탄, 온젠티스가 있다.

	콤탄정	온젠티스 캡슐
효능 효과	파킨슨병 환자에 사용하는 레보도파 · 도파 탈탄산효소 억제제의 보조치료제	파킨슨병 환자에 사용하는 레보도파 · 도파 탈탄산효소 억제제의 보조치료제
성분	엔타카폰	오피카폰
용법 용량	• 1회 200mg, 1일 최대 10회 • 레보도파 · 도파 탈탄산효소 억제제와 함께 사용 가능 • 음식과 상관없이 복용 가능	• 1회 50mg, 1일 1회 취침 전 • 레보도파 · 도파 탈탄산효소 억제제와 최소 1시간 간격을 두고 복용 • 오피카폰 투여 전후 1시간 공복 필요
이상 반응	소변색, 운동 장애, 오심, 설사, 복통 등	운동 장애, 변비, 체중 감소, 졸음 등

약을 복용할 때는 이렇게

지나치게 의존하지 않는다
약에만 의존해서는 좋은 상태를 계속 유지할 수 없다. 운동요법과 생활습관 개선을 통해 오래도록 질병을 잘 다스려야 한다.

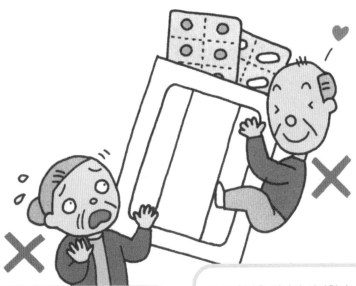

너무 두려워하지 않는다
약을 무턱대고 두려워하기만 하는 것도 좋지 않다. 약이 왜 필요한지, 부작용이 나타났을 때에는 어떻게 하면 좋은지 등을 의사와 상담한다. 무엇보다 치료의 핵심은 약이라는 사실을 잊지 말자.

약의 용량은 의사와 상담한다
레보도파 제제와 도파민 수용체 작용제, 마오비 억제제는 장기간 사용해야 하기 때문에 약의 용량을 적절히 조절하는 것도 중요하다. 효과가 있다고, 또는 부작용이 무섭다고 함부로 용량을 변경해서는 안 된다(p.72 참고).

보조적으로 사용하는 약

흑질과 도파민에 작용하는 약 외에도 보조적으로 사용되는 약이 있다. 노르아드레날린 보충제와 염산 아만타딘, 항 콜린제 등이 그것이다. 이들 약은 여러 경로로 작용해 치료 효과를 높인다.

가장 많이 사용되는 노르아드레날린 보충제

노르아드레날린은 도파민과 같은 신경전달물질로, 선조체에서 도파민과는 별개로 작용한다. 집중력과 혈액순환, 대사활동을 돕는 작용을 하며 부족하면 파킨슨병, 우울증을 유발하는 것으로 알려져 있다.

노르아드레날린이 감소하면 선조체는 원활히 작용하지 못한다. 이때 약으로 노르아드레날린의 분비량을 증가시키면 선조체의 작용이 활발해진다. 레보도파 등과 병행해서 사용하기도 쉽고 부작용도 적어 상대적으로 사용률이 높은 편이다.

염산 아만타딘은 약간 독특한 이력을 가지고 있다. 원래는 감기약이었는데 우연히 파킨슨병에도 효과가 있다는 것을 알게 되어 치료약으로 사용하게 되었다.

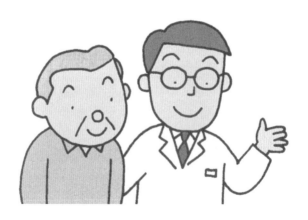

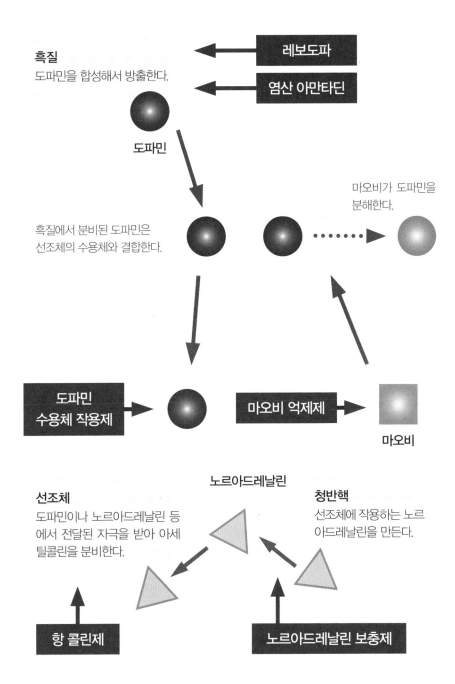

흑질
도파민을 합성해서 방출한다.

레보도파

염산 아만타딘

도파민

마오비가 도파민을
분해한다.

흑질에서 분비된 도파민은
선조체의 수용체와 결합한다.

**도파민
수용체 작용제**

마오비 억제제

마오비

노르아드레날린

선조체
도파민이나 노르아드레날린 등
에서 전달된 자극을 받아 아세
틸콜린을 분비한다.

청반핵
선조체에 작용하는 노르
아드레날린을 만든다.

항 콜린제

노르아드레날린 보충제

대표적인 보조 약 3가지

노르아드레날린 보충제와 염산 아만타딘, 항 콜린제는 도파민에 작용
하지 않고 보조적으로 사용된다. 치료 효과는 높지만 초기부터 사용되
는 경우는 많지 않다.

노르아드레날린 보충제

노르아드레날린은 흑질 바로 밑에 있는 청반핵에서 만들어져 선조체의 작용
에 영향을 미치는 물질이다. 노르아드레날린이 부족하면 파킨슨병이 나타나고
보충제를 복용하면 증상이 개선된다.

파킨슨병 증상의 하나인 발을 끌면서 걷는 보행 장애나 자세반사 장애 중에는
도파민에 작용하는 약으로는 개선되지 않는 경우가 있다. 이 같은 증상에 노
르아드레날린 보충제가 효과적이다. 이 약은 또 현기증을 완화하고 의욕을 왕
성하게 하는 효능도 있다.

노르아드레날린 보충제는 고령 환자에게 많이 사용되는 약이다. 물에 용해되
므로 위산의 산성도가 저하된 사람에게 적합하다(p.78 참고).

염산 아만타딘

흑질 세포에 작용해 도파민 분비를 촉진
한다. 파킨슨병으로 근육이 뻣뻣해진 경
우에 효과가 있다. 하지만 부작용으로 다
리가 붓거나 마음이 불안하여 안절부절
못하는 상태가 되기도 한다.

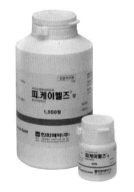

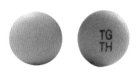

항 콜린제

선조체에 작용하는 아세틸콜린이 수용체와 결합하지 못하게 함으로써 도파민과의 균형을 맞춘다. 팔·다리를 떨거나 행동이 느려지는 증상에 효과가 있다. 부작용으로 화장실을 자주 가게 되거나, 치매와 비슷한 증상을 보이는 경우도 있다.

	노르아드레날린 보충제	염산 아만타딘	항 콜린제
작용	흑질 밑 청반핵에서 만들어져서 선조체의 작용에 영향을 미치는 노르아드레날린을 보충한다.	흑질 세포에 작용해 도파민 분비를 촉진한다.	선조체에 작용하는 아세틸콜린이 수용체와 결합하지 못하게 함으로써 도파민과의 균형을 맞춘다.
특징	도파민에 작용하는 약으로 개선되지 않는 보행 장애, 자세반사 장애에 효과적이다. 현기증을 완화하고 의욕을 왕성하게 하는 효과도 있다.	근육 경직에 효과가 있다. 부작용으로 다리가 붓거나 안절부절 못하는 증상이 나타나기도 한다.	떨림이나 느린 행동에 효과가 있다. 부작용으로 빈뇨 또는 치매 유사 증상을 보이기도 한다.
시판약		피케이멜즈, 아만다정 등	트리헥신, 벤즈트로핀 등

기타 증상을 개선하는 약

파킨슨병 때문에 자율신경에 장애가 생기면 변비와 위장 장애, 현기증 같이 직접적인 관련이 없어 보이는 증상도 나타난다. 파킨슨병의 치료약 중에는 이 같은 개별적인 증상을 개선하거나 약의 부작용을 줄여주는 약도 있다. 불편한 증상이 있을 때에는 먼저 의사와 상담한다.

약과 생활습관의 이원체제로 대응

약만으로 모든 증상을 개선하기는 어렵다. 가벼운 전조증상은 따로 약을 복용해 해소한다. 파킨슨병 치료약은 대부분 불쾌한 위장 장애가 따른다. 이때에도 약을 사용해 대응한다.

변비나 현기증 같은 자율신경과 관련된 증상은 생활습관 개선을 통해서도 어느 정도는 좋아질 수 있다. 지나치게 약에만 의존하지 말고 주변 환경을 다시 한번 체크하도록 한다. 증상이 있더라도 너무 예민해지거나 포기하지 말고 적응하도록 노력한다.

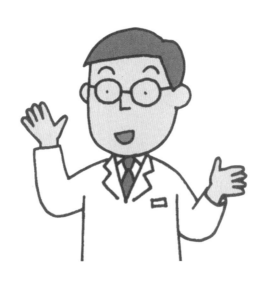

병의 증상을 개선하는 약

변비

→ 장운동을 활발하게 하는 약
→ 대변 배출을 촉진하는 약

파킨슨병의 대표적인 전조증상이 변비다. 장을 움직이는 힘이 약해져서 심한 변비 증상이 나타난다. 약하게 작용하는 변비약부터 설사약까지 여러 유형의 약을 사용하되, 안일하게 시판 약에 의존하지 않도록 한다.

빈뇨

→ 방광 운동을 약화시키는 약
→ 요의를 완화하는 약

파킨슨병이 있으면 방광이 예민해져서 빈뇨 증상이 나타난다. 사람에 따라 빈뇨가 낮 또는 밤에 심해진다. 특히 야간 빈뇨는 지속적인 효과가 있는 약을 사용해야 한다. 빈뇨가 낮에 심한지 밤에 심한지, 어떤 시간대에 빈뇨가 고통스러운지 의사와 상담하도록 한다.

현기증

→ 혈압을 상승시키는 약(승압제)

파킨슨병 환자는 대체로 혈압이 낮고 미세한 혈압 조절이 안 된다. 갑자기 일어설 때 일시적으로 뇌에 혈액이 부족해져서 현기증을 느끼기도 한다. 고혈압약이나 이뇨제 등이 원인인 경우도 많기 때문에 먹고 있는 약의 성분을 잘 살펴봐야 한다.

떨림

→ 떨림을 멈추게 하는 약(항진전약)

파킨슨병의 대표적인 증상이 손발 떨림이다. 항진전약을 사용해 떨림을 완화시키는데, 레보도파만으로 조절되지 않을 때에는 클로나제팜(Clonazepam), β−차단제 등을 사용한다.

약의 부작용을 억제하는 약

이상운동증 (Dyskinesia)

- 무의식적으로 목과 손발이 뒤틀리듯이 움직인다.
- 입을 오물거린다.

→ 도파민 수용체 작용제

→ 염산 티아프리드 (Tiapride HCl)

레보도파 제제를 줄이고 다른 약을 병행 사용한다. 염산 티아프리드를 사용하면 이상운동증은 개선된다. 파킨슨병에는 별로 좋은 영향을 미치지 않기 때문에 사용할 때는 증상에 변화가 없는지 주의해야 한다.

위장 장애

- 구역질, 구토
- 입을 오물거린다.
- 배가 볼록하게 튀어나온다.

→ 편두통 약

→ 위장 운동을 도와주는 약

위장약으로 많이 사용되는 H_2 차단제(H2−blocker)는 파킨슨 치료제의 작용을 저해한다. 위장약은 담당 의사에게 처방받는 것이 가장 안전하다.

'약을 중단했다', '열이 난다', '몸이 뻣뻣하다'
이 3가지 증상이 동시에 나타나면 바로 병원으로 가야 한다

감기에 걸렸거나 속이 거북하다는 등의 이유로 복용하던 약을 갑자기 끊는 사람들이 있다. 이런 경우 아주 드물게 '악성증후군'이라는 부작용이 나타날 수 있다. 이 증후군은 고열이 나고 몸을 움직이지 못할 정도로 몸이 뻣뻣하게 굳는 것이 특징이다. 악성증후군은 위험한 상태이므로 빨리 구급차를 불러 병원에 가서 링거 주사를 맞아야 한다.

감기약이나 소화제 같은 걸 먹게 되었다고 해서 일시적으로라도 파킨슨병 약을 중단해서는 안 된다. 의사와 상의해서 약 복용을 결정해야 한다. 무엇보다 파킨슨병 약은 규칙적으로 꾸준히 먹는 것이 중요하다.

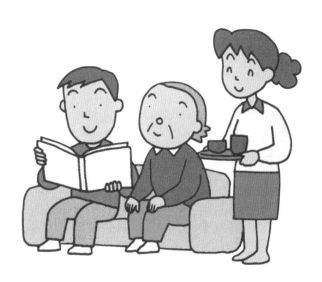

약을 사용할 때는 '적은 용량으로 천천히'

약에 대해 처음부터 완전한 효과를 기대한다면 오랫동안 복용하기가 어렵다. 장기간 복용을 위해서는 '적은 용량으로 천천히' 시작한다. 처음에는 적당한 수준의 효과에 만족하고 인내하며 복용하는 것이 좋다.

처음부터 신중하게 용량을 정한다

레보도파나 도파민 수용체 작용제는 장기간 과다 복용하면 내성이 생겨서 나중에는 효과가 떨어진다는 문제점이 있다. 파킨슨병은 장거리 경주와 같아서 장기간 약을 복용해야 하므로 처음에 신중하게 용량을 결정하는 것이 좋다. 처음에 용량을 적게 시작하면 효과는 두드러지게 나타나지 않지만 부작용에 대한 염려가 적다. 대신 운동요법과 생활습관 개선을 병행하여 치료 효과를 높이도록 힘쓴다.

치료 초기에는 약에 대한 부작용이나 증상 개선 정도에 대해 아주 구체적으로 의사에게 이야기하는 것이 좋다. '몸이 가벼워졌다', '팔의 움직임이 편해졌다' 등 몸의 전반적인 변화에도 주의를 기울인다.

'적은 용량으로 천천히'란?

약의 용량을 결정할 때의 대원칙이다. 약을 먹기 시작해 1개월에 걸쳐 조금씩 약을 늘려가며 용량을 결정하는 방법이다.

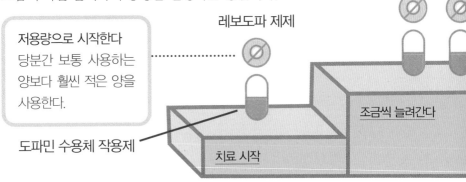

레보도파 제제

저용량으로 시작한다
당분간 보통 사용하는 양보다 훨씬 적은 양을 사용한다.

도파민 수용체 작용제

치료 시작

조금씩 늘려간다

원활한 치료를 위해 체크할 사항

❶ 약의 용량은 증상에 따라 결정한다

약의 용량은 환자의 증상을 기준으로 해서 결정된다. 환자 스스로 주치의의 입장에서 증상을 체크했다가 의사와 상담할 때 자세히 이야기한다.

❷ 진찰과 검사를 거르지 않는다

위산의 산성도나 부작용을 체크하기 위해 정해진 검사는 빼놓지 않고 받는다.

❸ 건강 일지를 적는다

평소에 투병을 하고 약을 먹으면서 약을 먹는 동안 마음에 걸렸던 점들을 진찰 때까지 기억하고 있기란 좀처럼 쉽지 않다. 노트에 간단하게 기록해 두면 치료하는 데 도움이 된다.

- 날씨나 기온
- 일, 수면, 식사, 복약시간 등
- 마음에 걸리는 사항
- 몸 상태

  증상의 정도, 하루 동안의 변화, 전날의 비교 결과, 식욕, 배변, 체온

천천히 늘려간다

얼마 동안 경과를 살피고 증상을 확인하면서 조금씩 약의 양을 늘린다.

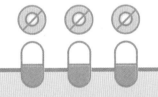

지속적으로 복용 가능한 양을 결정한다
최종적으로 필요한 양을 결정한다

처음부터 필요한 양을 먹은 환자와 조금씩 늘려간 환자를 비교해 보면 적은 양으로 시작한 환자가 같은 양이더라도 효과가 더 높게 나타난다.

Q. 약을 복용하고 상태가 좋아졌지만 아직 떨림증상이 남아 있습니다.

→ 장기간 사용할 약이기 때문에 효과도 '천천히 조금씩' 받아들이는 것이 좋습니다.

약을 늘리면 증상도 확실히 좋아지지만 그만큼 약의 효과도 빨리 없어집니다. 파킨슨병 치료는 증상이 완전히 개선되지 않더라도 복용량을 일정량 넘어서지 않는 편이 길게 봤을 때 도움이 됩니다. 한 번 눈에 띄는 치료 효과를 얻기보다는 전반적으로 괜찮은 상태를 계속 유지하는 것이 더 중요합니다.

용량을 바꾸거나 복용을 중단하지 않는다

레보도파와 도파민 수용체 작용제 등은 뇌의 상태를 일정하게 유지하기 위한 약이다. 몸 상태와는 상관없이 약은 꾸준히 먹어야 한다는 사실을 잊지 말자. 무엇보다 환자가 제멋대로 판단해서 약 복용을 중단하거나 용량을 줄여서는 안 된다.

정해진 약을 바르게 먹는다

가장 주의해야 하는 것은 갑자기 복용을 중단하는 것이다. 약 복용을 임의로 중단하면 증상이 악화될 뿐만 아니라 악성증후군(p.71 참고)을 일으키는 원인이 되기도 한다.

복용량을 임의로 조절하는 것도 위험하다. 1회 복용량은 6~12정 정도인데 너무 많다고 생각해서 불안해하는 환자도 적지 않다. 많다고 생각되면 어느 약이 어떤 기능을 하는지 의사에게 자세히 설명해 달라고 하자.

용량을 함부로 줄이거나 하면 의사는 약이 충분한지 어떤지 정확히 판단하기 어렵다. 처방한 양으로 증상이 호전되지 않으면 '투약을 더 늘려야 하는 것은 아닌가' 오해할 수도 있다.

약을 잊지 않고 먹는 요령

파킨슨병 약은 용량이 많을 뿐만 아니라 아침, 점심, 저녁으로 약이 다를 때도 있다. 약 먹는 것을 잊어버리거나 다른 약을 먹는 실수를 방지하기 위해 다음과 같은 방법을 추천한다.

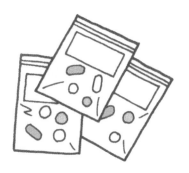

약을 눈에 띄는 곳에 둔다

서랍에 넣어두면 깜박 잊어버리기 쉽
다. 상자 등에 넣어서 식탁 위에 놓아두
면 식후에 잊지 않고 챙길 수 있다. 레
보도파 등 꼭 필요한 약은 특히 눈에
띄는 곳에 놓아둔다.

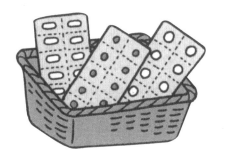

약을 정리해 둔다

미리 1회분의 약을 챙겨둔다. 약국에
따라서는 1회분씩 포장해주기도 한다.

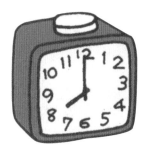

알람시계를 이용한다

복용시간을 알람으로 맞춰두면 도
움이 된다.

Q. 약 먹는 것을 잊었는데 2회분을 같이 먹어도 되나요?

→ 생각났을 때 1회분을 먹고 다음부터 시간을 조정해서 먹으세요.

한꺼번에 많은 양의 약을 먹는 것은 좋지 않지만, 그날 용량은 그날 드시는 것이 좋습니다. 복용시간을 놓치고 한두 시간 지나 생각났다면 생각났을 때 바로 드십시오. 다음 약은 정해진 시간에 맞춰 복용하고, 만약 시간이 많이 지났다면 일단 1회분을 드신 다음 복용시간을 늦추십시오. 밤에 자고 나면 몸 상태가 거의 복구되므로 다음 날에는 원래대로 돌아갑니다.

Q. 파킨슨병 약을 복용 중인데 건강기능식품을 먹어도 되나요?

→ 담당의와 상담해야 합니다.

대체로 건강기능식품은 문제가 없는데 아주 드물게 약의 작용에 영향을 미칠 때가 있습니다. 그중 하나가 고단백식품입니다. 일상적으로 먹는 음식은 전혀 문제가 없지만 건강기능식품으로 단백질을 과잉 섭취하게 되면 레보도파의 작용이 원활히 이루어지지 않습니다.

'이것을 먹어도 괜찮을까?' 하고 좀 꺼림칙한 생각이 든다면 사전에 담당의사와 상담해서 문제가 없는지 확인한 뒤에 안심하고 드시는 편이 좋습니다.

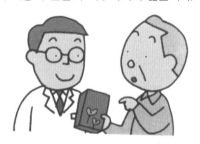

Q. 파킨슨병 약을 복용하고 있는데 감기에 걸렸어요. 감기약을 먹어도 될까요?

→약의 조합은 중요합니다. 반드시 의사에게 설명하고 약을 지참하도록 합니다. 약 중에는 파킨슨병 약과 함께 먹으면 좋지 않은 경우가 있습니다. 환자가 직접 성분을 확인하기 어려우므로 다른 병으로 진찰을 받으러 갈 때는 드시고 있는 약을 모두 가지고 가도록 하세요. 어떤 경우든 다른 약을 먹는다고 해서 파킨슨병 치료약을 줄이거나 끊으면 안 됩니다.

알아두세요

파킨슨병과 함께 사용할 수 없는 약

- **소화기 약** | 설피리드(Sulpiride), 메토클로프라미드(Metoclopramide), 말레인산클레보프리드(Cleboprie malate), 푸마르산클레보프리드(Cleboprie fumarate)
- **위산 억제제** | 라니티딘염산염(Ranitidine hydrochloride ; H₂ 차단제), 염산록사티딘아세테이트(Roxatidine acetate hydrochloride), 니자티딘(Nizatidine), 파모티딘(Famotidine), 라푸티딘(Lafutidine), 오메프라졸(Omeprazole), 라베프라졸나트륨(Rabeprazole sodium), 란소프라졸(Lansoprazole), 시메티딘(Cimetidine)
- **고혈압약** | 레저핀(Reserpine), 메틸도파(Methyldopa)
- **불수의운동약** | 염산티아프라이드(Tiapride hydrochloride), 설피리드(Sulpiride)
- **변비약** | 산화마그네슘
- **향정신병약**

신맛이 약의 효과를 높인다

파킨슨병 치료약은 대부분 물에 잘 녹지 않고 산에 녹는 성질이 있다. 위산 분비 기능이 떨어진 환자가 신 음식을 먹으면 약의 효과를 높일 수 있다.

산이 약을 용해시킨다

파킨슨병 치료약 역시 마찬가지다. 약을 먹으면 위산이 약을 용해시켜 몸에 흡수시킨다. 위산의 산성도는 나이가 들면서 점점 낮아져, 약의 효과를 충분히 이끌어내지 못하는 경우도 있다. 약의 효과를 최대한으로 끌어내기 위해서는 위산 분비가 활발한지, 위의 기능을 살펴야 한다. 약이 효과가 없다고 생각되면 처방약, 시판약 외에도 최근 먹고 있는 모든 약을 병원에 가지고 가서 체크하도록 한다.

위산 분비를 줄이는 약

약의 부작용 때문에 소화가 잘 안 된다고 느끼는 환자가 많다. 소화가 안 된다고 위장약에 의지하다 보면 위산 분비가 더 감소해 약의 효과가 떨어질 수 있으니 주의한다.

위산을 중화하는 약	산화마그네슘, 탄산나트륨, 수산화알루미늄겔 이들 약은 위산을 중화시켜 알칼리성으로 바꾼다. 특히 산화마그네슘은 변비약으로 아주 많이 사용된다. 변비는 파킨슨병에 많이 나타나는 증상이므로 특별히 주의해야 한다.
위산 분비를 억제하는 약	H_2 차단제 위산 분비를 억제하는 약으로 메슥거림, 통증에 사용된다.
	양성자펌프억제제(PPI, Proton pump inhibitor) 위궤양에 처방하는 약으로 위산 억제 효과가 뛰어나다.

주의 산화마그네슘과 H_2 차단제는 의료기관에서 많이 사용할 뿐만 아니라 일반 약국에서도 판매된다.

먹어서 위산을 늘리는 방법

위산은 나이에 비례해 감소한다. 따라서 약을 효과적으로 쓰려면 식사나 약의 복용 방법을 고려해 위산 분비를 촉진시켜야 한다.

레보도파를 복용한다

특별한 지시가 없는 한 레보도파는 다른 약처럼 식후에 복용한다.

레보도파를 식사 전에 먹는다

약의 효과를 높이기 위해 위산이 많이 분비되는 시간인 식사 전에 먹도록 지도하는 경우도 있다.

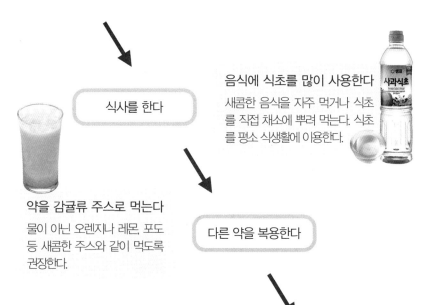

식사를 한다

음식에 식초를 많이 사용한다

새콤한 음식을 자주 먹거나 식초를 직접 채소에 뿌려 먹는다. 식초를 평소 식생활에 이용한다.

약을 감귤류 주스로 먹는다

물이 아닌 오렌지나 레몬, 포도 등 새콤한 주스와 같이 먹도록 권장한다.

다른 약을 복용한다

유제품은 약을 먹는 시간과 약간 간격을 둔다

우유, 요구르트는 위 표면에 막을 만들기 때문에 약을 먹고 30분 정도 지난 후에 마시도록 한다.

유제품을 섭취한다

수술로 증상을 완화하는 방법

수술과 약을 병행하면 증상이 개선되거나 약을 줄일 수 있다. 수술에는 두 가지 방법이 있는데 저마다 장단점이 있고 적용할 수 있는 증상이 다르다.

약에 대한 보조수단으로 수술을 고려한다

파킨슨병은 수술이 절대적인 것은 아니다. 가장 기본적인 치료는 역시 약이라고 할 수 있다. 수술은 약물치료의 보조요법으로 쓰인다. 수술을 하면 일시적으로 약을 중단하거나 줄일 수 있다. 그렇지만 수술만으로는 질환을 지속적이고 안전하게 조절할 수 없다.

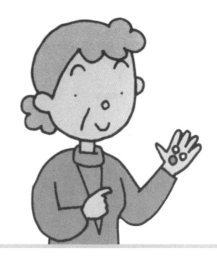

약

수술을 통해 증상이 가벼워지면 그만큼 약을 줄일 수 있다. 원래 병의 정도가 가벼운 환자라면 당분간은 약을 먹지 않아도 된다. 하지만 진행 속도에 따라 약을 다시 사용해야 한다.

수술로 병을 완전히 치료하는 것이 아니므로 증상에 맞춰서 약을 사용한다. 수술은 약의 보조적 수단이라고 봐야 한다. 또한 당뇨병 같은 질병이 있고 그 정도가 심하거나, 뇌의 변화가 진행 중이라면 수술을 받을 수 없다.

수술이 필요한 환자	• 레보도파에 대한 부작용이 있어 조절하기가 힘들다. • 위장 장애가 심해 약을 마음껏 사용할 수 없다. • 통원 치료가 너무 힘들다.
수술을 할 수 없는 환자	• 뇌질환이나 뇌 위축이 있다. • 정신과 증상이나 치매가 있다. • 체력적으로 수술을 견뎌낼 힘이 없다.

알아두세요

수술은 완치보다는 증상을 완화하기 위한 것

파킨슨병의 수술요법은 병을 완전히 치료하는 것이 아니다. 증상을 좀 더 완화하기 위한 것이다. 사용하는 약을 줄이거나 약으로 인한 부작용을 감소시키기 위한 보조적 방법이 수술이라고 보면 된다.

파킨슨병 수술의 종류와 장단점

파킨슨병 수술은 뇌에 전극을 연결해 신경전달을 돕는 것으로, 열응고술과 뇌심부자극술이 있다. 지금까지는 열응고술이 많이 보급되었으나 시상의 한쪽만 수술해야 하는 등의 단점이 있어 이를 보완한 뇌심부자극술이 등장했다. 뇌심부자극술은 시상의 좌우 양쪽에 다 시술할 수 있지만 영구적이지 않은 단점이 있다.

① 열응고술 (Thermocoagulation)

• 방법

두개골에 작은 구멍을 뚫어 목적 부위까지 전극을 연결하고, 이를 통해 열을 가한다. 이 부분에 화상을 입혀 활동을 멈추게 하는 것이다. 수술은 한 번으로 끝나고 입원기간은 2주 정도 걸린다.

• 장점

이전부터 시행되어 수술이 안전하다는 점, 한 번 수술을 받으면 지속적인 효과가 있다는 점은 이미 확인되었다. 수술 후, 특별히 주의할 점도 없고 평소대로 파킨슨병 치료를 받으면 된다.

• 단점

시상하핵에는 수술할 수 없다. 또한 시상에서도 좌우 양쪽 모두를 시술하면 치매나 정신과적 증상, 구음 장애(말이 어눌해진다)가 생기므로 한쪽만 수술해야 한다. 병이 진행되면 약의 효과가 떨어질 수도 있다.

② 뇌심부자극술 (Deep brain stimulation, DBS)

• 방법

첫 번째 수술에서 약한 전류가 흐르는 전극을 목적 부위에 꽂는다. 일주일 정도 지난 후에 본체를 심는 수술을 하고 전극과 본체를 코드로 연결한다. 뇌에 지속적으로 약한 전류를 보내 뇌 기능을 약화시킨다.

• 장점

전극을 정지시키면 본래 상태로 되돌릴 수 있어 어느 부위라도 좌우 양쪽에 시술할 수 있다. 본체는 몸 밖에서 스위치로 조절해 필요한 시간대에만 작동시킬 수 있다.

• 단점

입원기간이 길고 수술 후 얼마 동안은 통원을 하면서 전류의 강도 등을 조절해야 한다. 또한 본체의 전력이 4~5년이면 소모되기 때문에 본체를 교환하는 수술이 필요하다. 전극이 빠지거나 파손될 위험도 있다. 또한 개발된 지 얼마 되지 않은 새로운 방법이어서 장기적 경과가 확인되지 않았다. 휴대전화 사용을 제한받기도 한다.

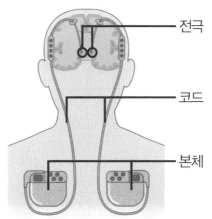

본체는 가슴이나 등의 피부 밑에 넣고 전극과 연결하는 코드도 두개골과 피부 사이를 통과하기 때문에 외관상으로는 거의 보이지 않는다.

증상에 따라 수술 부위가 다르다

파킨슨병 수술은 증상에 따라 부위를 달리한다. 증상마다 각각의 작용을 담당하는 곳이 다르기 때문이다. 수술은 뇌에서 운동을 담당하는 부위의 작용을 억제함으로써 증상을 개선한다.

약물로 조절되지 않는 증상을 개선한다

파킨슨병 수술은 주로 시상과 시상하핵 두 부위에 해당된다. 이 부위에 시술하는 열응고술과 뇌심부자극술은 건강보험 적용 대상이다. 수술은 레보도파로는 조절되지 않는 떨림이나 뻣뻣한 근육, 마모현상 등을 개선하는 효과가 있다. 그렇지만 유감스럽게도 병의 진행은 멈출 수 없다. 또한 치매나 구음 장애 같은 부작용이 많이 나타난다는 문제점도 있다. 수술 여부는 약물치료의 경과를 보고 의사와 상담해서 결정한다.

시상하핵

최근에 가장 주목받는 수술 부위가 바로 시상하핵이다. 여러 증상을 개선할 수 있다는 장점이 있다. 하지만 문제는 뇌심부자극술 외에는 수술방법이 없고 자극 부위가 작아 정확하게 전극을 꽂는 것이 어렵다는 것이다.

- 적용되는 증상
❶ 떨림, 근육 경직, 느린 행동, 자세반사 등의 운동 장애
❷ 훨씬 적은 양의 약으로 증상을 개선할 수 있다.
- 장점 | 파킨슨병의 모든 운동 장애에 효과를 발휘한다. 약의 양을 줄이거나 중단할 수도 있다. 약의 부작용으로 이상운동증이나 정신과적 증상이 나타날 때, 시상하핵 수술을 하면 약을 줄일 수 있어 부작용이 개선된다.
- 단점 | 레보도파로 효과를 보지 못하거나 레보도파를 사용하기 힘든 환자에게는 치료 효과를 기대하기 어렵다. 약효 마모현상이 나타나는 환자에게는 약효만큼의 증상 개선이 있으며, 그 이상 기대하기 힘들다. 새로운 치료법으로, 장기간 효과는 아직 불분명하다.

어디를 수술할 것인가?

운동기능을 담당하는 두 부위 중에서 일상생활에 커다란 영향을 미치는 증상을 중심으로 적합한 곳을 골라 수술한다. 그렇지만 흑질과 선조체 등 파킨슨병에 직접적으로 관여하는 부분은 수술하지 않는다.

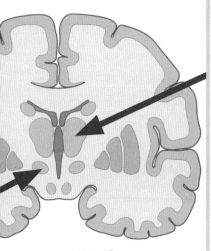

뇌의 중심을
정면에서 본 단면도

시상

수술 대상이 되는 증상은 떨림, 근육 경직 뿐이지만 수술 효과가 높고 환자에 따라서는 증상이 완전히 해소되는 경우도 있다. 파킨슨병의 수술요법 중에서는 가장 검증된 수술 부위이며 열응고술, 뇌심부자극술을 모두 실시할 수 있다.

• **적용되는 증상**
❶ 떨림, 근육 경직
❷ 부작용으로 나타나는 이상운동증
• **장점** | 시상 부위 수술은 효과를 금방 확인할 수 있고 떨림, 근육 경직이 완전히 개선된다. 약을 중단해도 될 정도로 상태가 좋아진다. 약의 부작용으로 이상운동증이 나타날 때 시상 부위를 수술하면 증상이 개선된다.
• **단점** | 열응고술을 좌우 양쪽에 실시하면 반드시 치매나 구음 장애가 나타나기 때문에 한쪽밖에는 수술을 할 수가 없다. 간혹 한쪽만 수술했는데도 구음 장애가 나타나는 경우가 있다. 시상 부위 수술은 느린 행동에는 효과가 별로 없다는 단점도 있다. 떨림이나 근육 경직이 해소되더라도 느린 행동이 남아 있으면 일상생활에 불편을 겪는다.

입원을 해야 할 때와
통원 치료를 해야 할 때

약효를 좀 더 세세하게 살피거나 부작용을 관찰하기 위해서 입원을 해야 하는 경우가 있다. 하지만 장기 입원하는 일은 거의 없고 대개는 2~4주 정도로 짧은 편이다.

병 자체는 통원 치료가 효과적이다

파킨슨병은 대부분 통원 치료를 하지만 간혹 입원을 해야 할 때가 있다. 간단한 검사로 진단이 어렵고 검사해야 할 항목이 많을 때, 약 복용 후 환자의 증상 변화를 자세히 체크해야 하거나 약의 부작용을 살펴야 할 때는 통원보다는 입원하는 게 효과적이다. 입원을 하면 환자의 불편을 줄일 수 있고 치료 면에서도 세밀하게 대처할 수 있다.

파킨슨병은 병 자체의 치료를 위해서 입원 치료를 하는 일은 거의 없다. 다만 복용하던 약을 갑자기 끊어서 악성증후군(p.71 참고)이 나타났다면 급히 입원 치료를 해야 한다. 이런 경우 말고는 대부분 통원 치료가 도움이 된다.

알아두세요

통원 치료는 계속 받는다

퇴원 후 별 문제가 없으면 정기적인 진찰은 한 달에 한 번 정도 받게 된다. 약물 치료를 계속 받는 상태라도 마찬가지다. 병원에 다니면서 몸을 움직이는 것도 재활치료의 일부라 생각하는 것이 좋다.

입원이 필요한 경우

여러 가지 검사를 하고 의사가 경과를 확인하기 위해서 단기 입원을 권유하기도 한다. 입원이 필요한 경우는 다음의 세 가지다.

❶ 진단이 어렵다
검사 항목이 많아 병원에 자주 가는 것이 부담스러우면 입원하는 편이 효율적이다.

❷ 약과 잘 맞는지 살펴본다
위장 장애 등의 부작용이 심하면 증상을 조절하고 약에 적응하기 위해 입원하는 경우도 있다.

❸ 용량을 조절한다
약의 효과가 없어지거나, 정신과적 증상이 나타나 약을 줄이거나 다른 약으로 교체해야 할 때는 입원을 권유해 환자의 상태를 자세히 살핀다.

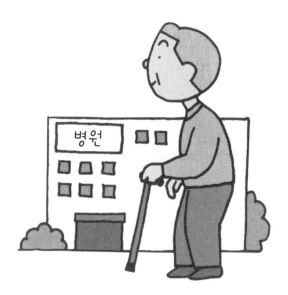

병원에 가는 것도 외출할 수 있는 기회라고 여긴다.
무서워하지 말고 적극적으로 받아들이자.

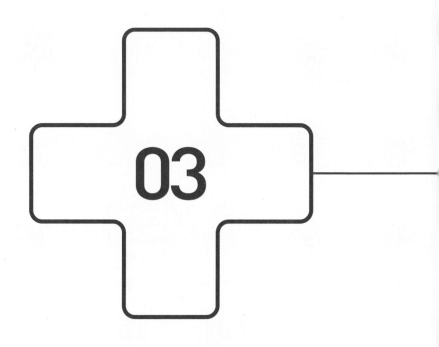

꾸준히 하는 운동요법

파킨슨병은 약 복용과 함께 꾸준한 운동이 중요하다.
약물치료와 운동요법을 병행하지 않으면 치료가 원활히
이루어지지 않는다. 먼저 몸을 움직이는 것부터 시작해보자.
처음에는 어려워도 계속하다 보면 조금씩 할 수 있게 된다.
집 안이나 야외에서 할 수 있는 운동법을 찾아 생활의 일부로
만들어보자.

운동을 생활화한다

파킨슨병을 관리하기 위해서는 꾸준한 운동이 필수적이다. 증상이 시작되면 지레 겁을 먹고 움츠러들지 말고 의식적으로 몸을 움직여보자. 생활 속에서 몸을 움직이는 것 자체가 훌륭한 운동이라는 사실을 잊지 말자.

스스로 할 수 있는 것부터 찾아서 한다

파킨슨병 환자들은 운동이 좋다는 걸 알면서도 부끄러워 외출을 꺼리는 경우가 많다. 남 앞에 나서는 걸 꺼려서 집에만 있게 되면 활동은 점점 제약되고, 그러다 보면 증상이 더욱 악화된다.

막상 운동을 하려고 해도 무엇을 어떻게 해야 할지 모르겠다는 사람들도 있다. 운동을 너무 거창하게 생각할 필요는 없다. 일단은 몸을 움직인다는 생각으로 스스로 할 수 있는 것부터 찾아서 한다. 증상이 나타날 때 상황에 따라 대처하는 법을 알아두는 것도 도움이 된다.

체크해볼까요?

- [ ] 운동을 어떻게 해야 할지 방법을 모르겠다 (→ p.94).
- [ ] 부끄러워서 외출을 꺼린다 (→ p.96).
- [ ] 증상이 나타날 때 순간적인 대처법을 모르겠다 (→ p.98).

위의 경우에 해당이 된다면 각각의 페이지를 찾아보자.

거울을 보면서 얼굴 근육을 움직인다

아침에 세수를 하면서 얼굴 근육운동을 한다. 거울에 비친 모습을 보면서 얼굴 구석구석의 근육을 움직여보는 것이다. 얼굴 근육을 움직이게 하는 게 어렵다면 손을 이용하는 것도 괜찮다. 손을 써서 근육을 잡아당기거나 찌그러뜨리거나 마사지를 해본다. 가능한 한 다양한 표정 변화를 시도해보자. 여기에 소개한 것은 아주 일부이다. 얼굴 근육운동을 통해 자신의 새로운 얼굴을 발견할 수 있다면 충분하다.

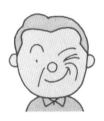 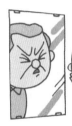 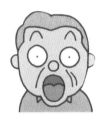

얼굴 한쪽은 힘을 빼고 반대쪽에만 힘을 준다.

눈썹부터 입술까지 얼굴 전체에 힘을 주어 중심으로 모은다.

모든 것을 드러내 보이듯 얼굴 전체를 활짝 편다.

아침 운동

하루의 시작인 아침에는 자는 동안 굳어진 몸을 천천히 풀어준다. 가벼운 스트레칭이나 맨손체조로 몸을 풀어주는 것이 좋다.

• 자리에서 일어날 때는

잠자리에서 일어날 때는 몸이 자유롭게 움직여지지 않는다. 이때는 한쪽 팔을 크게 휘두르면서 그 반동으로 상반신을 비틀어 몸을 일으킨다(p.114 참고).

• 자세를 체크한다

벽에 기대어 서서 발꿈치, 엉덩이, 등, 어깨, 뒤통수를 벽에 붙이고 등 근육을 편다. 심호흡을 하듯이 가슴 근육을 펴고 몸을 꼿꼿하게 세운다(p.96 참고). 매일 아침 이 동작을 한다.

낮 운동

몸이 따뜻해진 오후는 몸을 움직이기에 아주 적합한 시간대다. 가능하면 야외로 나가 산책을 한다. 운동뿐만 아니라 주변을 둘러보면서 기분전환을 할 수 있다.

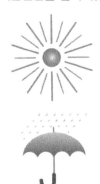

- 맑은 날은
체조뿐만 아니라 주변 산책과 운동을 한다
(운동방법은 p.94, p.98, p.118 참고).

- 비오는 날은
집 안에서 걷거나 실내에서 할 수 있는 체조를 한다
(운동방법은 p.104 ~ 113 참고).

밤 운동

푹 잘 수 있도록 편안하게 지낸다. 과도하게 신체활동을 하는 것은 좋지 않다. 평소보다 피곤한 날은 다음 날까지 피로가 이어지지 않도록 일찍 잠자리에 드는 것이 좋다.

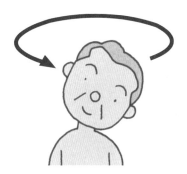

고개를 크게 돌린다.

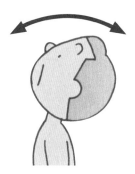

고개를 앞으로 숙였다가 뒤로 젖힌다.
뒤로 젖힐 때는 천천히 움직인다.

동작 하나하나가 바로 운동이다

파킨슨병을 개선하는 운동은 특별한 것이 아니다. 체조와 걷기 등의 운동을 꾸준히 하는 것이 중요하다. 특히 파킨슨병 치료에 있어서 몸을 움직이는 것은 무엇보다 중요하다. 평소에 신경 써야 할 점과 체조할 때 주의해야 할 사항을 알아두었다가 실천하도록 한다. 대수롭지 않아 보이지만 조금만 신경 써도 운동량에 커다란 차이가 난다는 사실을 명심하자.

욕실에서 하는 긴장 완화 체조

관절이 뻣뻣해지거나 근력이 약해지지 않도록 목이나 손목 등의 관절 하나하나를 끝까지 구부렸다가 서서히 편다. 긴장을 완화시키는 체조는 따뜻한 욕실에서 하는 것이 좋다. 욕실에서 체조를 하면 몸이 따뜻해지고 관절이 부드러워져서 움직이기 쉬워진다(p.122 참고).

체크해볼까요?

☐ **낮에 자신도 모르게 누워버린다**
낮에 누워 있으면 그 자체만으로도 선조체의 활동이 감소한다. 낮에 조금 피곤하더라도 눕지 말고 되도록 의자에 앉아서 쉬자. 쉬는 것보다는 가벼운 운동을 하는 것이 좋다.

이것이 포인트

귀찮더라도 스스로 몸을 움직인다

건강이 안 좋을수록 몸을 잘 안 움직이게 된다. 불편하고 귀찮다는 생각이 몸을 안 움직이게 되는 가장 큰 이유다. 운동은 스스로를 괴롭히는 것에서 시작된다. 다른 사람에게 의존하지 말고 스스로 몸을 움직여 자신을 조금 괴롭혀보자. 생활 속에서 할 수 있는 것부터 천천히 시작하자.

단순한 걷기를 운동으로 바꾼다

가장 간단히 할 수 있는 운동은 바로 걷기다. 집 안에서 움직일 때도 운동하는 기분으로 바른 자세로 걷는다. 발동작과 팔동작을 조금만 의식해도 운동 효과는 눈에 띄게 커진다.

안전하게 걷는 방법을 찾는다

걷기는 가장 간단하면서도 지속적으로 할 수 있는 운동이다. 집 안에서나 가벼운 외출을 할 때에 그냥 걷는 것이 아니라 '지금 운동하고 있다'는 생각을 가지고 몸 전체를 사용해 바르게 걸어보자.

이때 몇 가지 주의할 사항이 있다. 걷는 동안 저절로 등이 굽어지므로 등과 허리를 곧게 펴고 걷는다. 등을 곧게 펴면 다리도 움직이기 쉬워진다. 발밑에 걸리는 것이 있으면 넘어질 수 있으므로 집 안에 물건이나 전기코드 등을 잘 치워둔다.

주변을 산책할 때는 익숙한 곳을 걷는다. 중간에 걸려 넘어질 만한 계단 등이 없는지 미리 확인해두면 안심하고 걸을 수 있다.

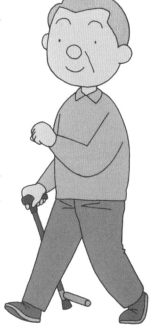

걷는 것만을 생각하며 집중한다

걸을 때는 자세를 곧게 펴고 팔을 크게 휘두르며 보폭을 크게 해서 걷는다. 다른 것을 하려고 하지 말고 걷는 것만을 의식하며 집중해서 걷는다. 천천히 걸어도 좋지만, 반드시 걷다가 멈춰서는 연습을 한다.

> 지팡이 끝에 막대기를 옆으로 붙여놓고 그것을 넘어가면서 걷는 방법도 있다. 다만, 잘 넘어지는 사람에게는 이 방법이 좋지 않다.

☐ **팔을 움직이는가?**
어깨까지 움직이도록 팔을 크게 휘두른다. 몸의 균형뿐만 아니라 걷는 속도를 일정하게 유지하는 데에도 도움이 된다.

☐ **자세를 곧게 펴고 있는가?**
배에 힘을 주고 등과 가슴은 편다. 유리창에 비치는 모습을 중간중간 확인한다.

☐ **보폭은 넓은가?**
발을 질질 끌면 운동 효과도 적고 넘어지기도 쉽다. 발을 높이 들어 보폭을 넓게 내딛는다는 기분으로 걷는다.

☐ **발뒤꿈치부터 땅에 닿는가?**
발목을 부드럽게 움직여 발뒤꿈치에서 발끝의 순서로 땅을 디딘다. 발뒤꿈치로 착지하고 발끝으로 땅을 밀면서 부드럽게 걷는다 (p.97 참고).

이것이 포인트

리듬을 맞추며 걷는다

걷다 보면 자연스럽게 리듬을 유지하기가 어렵다. 속도가 느려져 멈춰서거나 반대로 빠르게 잔걸음으로 걷게 되기도 한다. 따라서 의식적으로 리듬을 맞추는 것이 중요하다. 우선 본인이 하기 쉬운 방법을 찾아야 한다.

• 소리를 내서 박자를 맞춘다
가장 간단한 방법은 스스로 박자를 맞추는 것이다. '하나, 둘' 하는 식으로 리듬에 맞춰 걷는다.

• 리듬을 귀로 듣는다
누군가와 같이 걸을 때는 '하나, 둘' 하며 옆사람에게 박자를 맞추도록 한다. 혼자 걸을 때는 박자를 맞추기 쉬운 음악을 들으면 좋다.

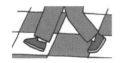

• 리듬을 눈으로 본다
바닥에 깔린 타일의 모양과 같이 규칙적으로 그려진 지면의 선을 기준으로 삼으면 걷기 쉽다.

집 안에서 미리 연습을 한다

불편한 모습을 남에게 보이고 싶지 않아 집 안에만 있다 보면 점점 더 활동이 제약된다. 그럴 때는 먼저 집 안에서 연습을 한다. 등을 곧게 펴고 몸 전체를 이용해 걸어보자.

보기 흉하다, 창피하다, 다른 사람에게 보이고 싶지 않다 이런 기분을 이겨내려면…

떨림이 심해지거나 움직임이 둔해지면 사람들 눈이 신경 쓰여 외출을 피하게 된다. 그러다 보면 증상은 더 악화된다. 몸을 움직이는 것은 자신감으로 이어진다는 사실을 명심하자. 해보지 않으면 아무것도 할 수 없다는 적극적인 자세로 행동하자.

가족의 도움도 필요하다. 환자는 자신이 제대로 걷고 있는지, 자세를 바르게 하고 있는지 판단하기가 어렵다. 집에서 연습할 때는 가족들이 걷는 모습을 확인해주면 좋다. 잘 모르는 부분을 지적받을 수 있고 혼자서 하는 것보다 활기차게 할 수 있다.

자세부터 시작하면 걷기가 쉽다

처음부터 세세한 것까지 신경을 쓰면 걷는 즐거움, 상쾌한 기분을 느낄 수 없다. 다음의 3단계를 통해 걷기운동을 몸에 익혀보자.

이것이 포인트

지나가는 사람들은 생각만큼 나를 쳐다보지 않는다

몸의 움직임이 둔해졌다고 느낄수록 타인의 시선이 신경 쓰인다. 하지만 밖에서 체조를 하는 많은 환자들은 '처음에는 좀 창피했는데 막상 밖에 나가보니 그렇게 이상하지 않았다'고 한다. 생각했던 것만큼 '사람들은 나를 쳐다보지 않는다'고 긍정적으로 받아들이면 된다.

1단계

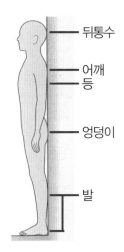

자세를 바르게 한다

파킨슨병 환자는 몸을 굽히는 근육(굴곡근)이 뻣뻣해져 자세가 구부정해진다. 심호흡을 하듯이 가슴을 펴고 몸 앞면의 근육을 편다.

→ 이렇게 해보세요

발뒤꿈치를 벽에 붙이고 서서 엉덩이, 등, 어깨, 뒤통수 순서로 벽에 대면 등 근육이 펴진다. 등 전체로 벽을 누르듯이 서서 몸의 앞부분까지 꼿꼿하게 세운다.

뒤통수
어깨
등
엉덩이
발

2단계

몸의 움직임을 바로 잡는다

걸을 때는 발만 사용하는 것이 아니다. 리듬감 있게 걷기 위해서는 상반신의 움직임도 중요하다. 먼저 발동작부터 연습하고 익숙해지면 몸 전체를 움직여 걷는 감각을 익힌다.

→ 이렇게 해보세요

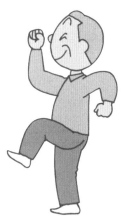

• 발뒤꿈치부터 땅에 댄다

발을 내디딜 때 발뒤꿈치부터 땅에 대고, 발바닥 전체로 지면을 잡아당기듯이 발끝으로 땅을 찬다. 그러면 자연스럽게 다리가 높이 올라가 질질 끌지 않고 걸을 수 있다.

• 허벅지를 높이 올리고 팔을 앞뒤로 움직인다

좀 지나칠 정도로 허벅지를 높이 들어 올리고 팔을 크게 휘두르며 제자리걸음을 걷는다. '하나, 둘' 소리를 내며 박자를 맞추는 것도 잊지 말자.

3단계

먼저 방 안을 걸어본다

좁은 길은 걷기 불편하므로 넓은 마당이나 방 안에서 걸어본다. 충분히 걷는 연습을 하고 밖으로 나가면 도움이 될 것이다.

자, 이제 밖으로!

집 안에서 충분히 연습을 했으면 이제 밖으로 나가 거리를 걸어보자. 처음에는 슈퍼마켓에라도 가면서 집 주변을 걷는다. 걸을 때 어떤 점이 불편한지, 어떻게 대처하면 좋은지 알기 위해서라도 일단 나가보자.

걷다가 갑자기 멈춰서버린다

파킨슨병 환자에게 가장 많이 발생하는 문제는 걷다가 갑자기 발이 멈춰져 앞으로 나가지지 않는 '동작 정지'가 되는 상황이다. 갑자기 멈춰서버리게 되는 상황은 대개 좁은 통로나 길모퉁이, 또는 목적지 근처에서 발생한다. 각각의 경우에 대처하는 법을 몸에 익혀 실행해보자.

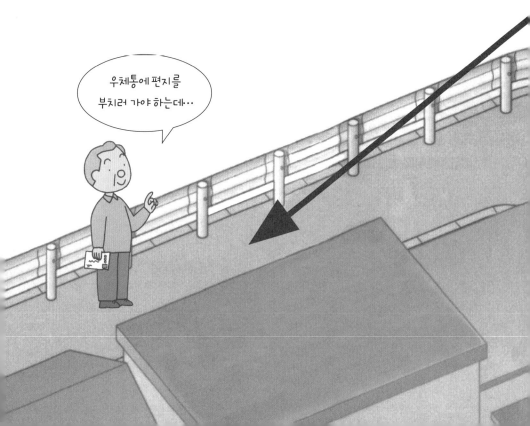

① 좁은 통로에서

넓은 곳에서는 문제없이 잘 걸어도 지하철역 개찰구나 펜스가 처진 좁은 통로에서는 발이 움직여지지 않고 멈춘다. 이럴 때는 발을 내딛기 전에 준비동작을 해서 쉽게 움직이도록 한다.

대처법 ❶
반걸음 뒤로 했다가 앞으로 내민다
한쪽 발을 반걸음 뒤로 갔다가 그대로 앞으로 내민다.
그러면 그 힘으로 발을 내디딜 수 있다.

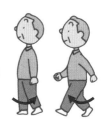

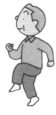

대처법 ❷
제자리걸음을 걷는다
가볍게 제자리걸음을 하면서 발을 여러 번 움직인 다음
앞으로 내딛는다.

대처법 ❸
게걸음으로 걷는다
앞으로 내딛기는 힘들어도 옆으로 걷기는 쉽다. 급할 때는
게걸음으로 걷는다.

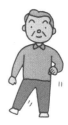

② 길모퉁이에서

걷는 동작과 모퉁이를 돌아가는 동작을 같이 하려고 하면 발걸음이 멈춰버린다. 두 가지 동작을 동시에 하지 않는다.

대처법 ❶

멈춰 선다

모퉁이까지 가면 일단 멈춰 서서 몸의 방향을 바꾼다. 진행 방향으로 몸을 튼 다음 다시 걷기 시작한다.

대처법 ❷

모퉁이를 크게 돈다

넓은 길이나 지나가는 자동차가 별로 없는 안전한 곳에서는 모퉁이를 직각으로 돌지 말고 크게 천천히 돈다.

이것이 포인트

발이 멈춰버렸을 때 대처법을 익혀두면 생각보다 무섭지 않다

걸음을 걷다가 발이 딱 멈춰버리는 경우가 있다. 기분이 초조한 것도 발을 멈추게 하는 원인이다. 이럴 때는 크게 심호흡을 하고 마음을 느긋하게 먹는다. 그런 다음 천천히 자기가 할 수 있는 범위 안에서 상황을 해결한다.
'다른 사람에게 폐를 끼치는 것은 아닌가' 싶어 외출을 피하는 환자도 있지만 사실은 그렇지 않다. 꾸준히 밖으로 나가도록 하자.

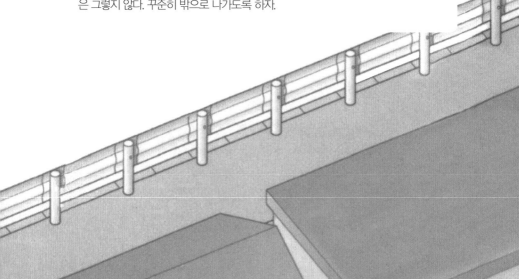

③ 목적지 근처에서

힘들게 목적지에 다 왔는데 눈앞에서 속도가 서서히 늦춰지는 경우가 있다. 이럴 때는 목적지를 조금 더 멀리 잡고 속도를 줄이지 않고 걷는다.

대처법

도착하려는 지점보다 목표를 조금 멀리 잡는다

실제 목적지보다도 조금 더 떨어진 곳을 목표로 삼는다. 전봇대나 가로수 등 크고 눈에 띄는 것을 목표로 하면 보폭이 좁아져 앞으로 넘어지려고 할 때도 순간적으로 붙잡을 수가 있다.

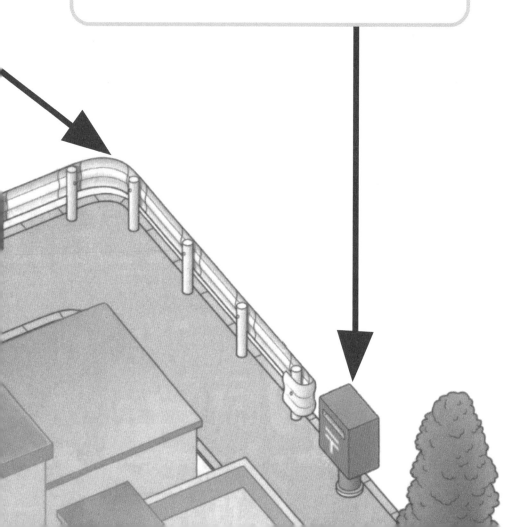

나에게 맞는 체조는?

전신운동 외에 몸을 효과적으로 풀어주는 파킨슨 체조도 매일 하면 좋다. 체조를 할 때는 목표를 약간 높게 잡고 현재 자신에게 적합한 동작을 골라 조금씩 움직여본다.

가장 힘든 증상을 체조로 해소한다

각각의 증상에 따라 맞는 체조가 있다. 하나씩 익혀가다 보면 부담도 줄어들고 효과를 톡톡히 볼 수 있다. 체조를 꾸준히 할 수 있는 용기도 생긴다.

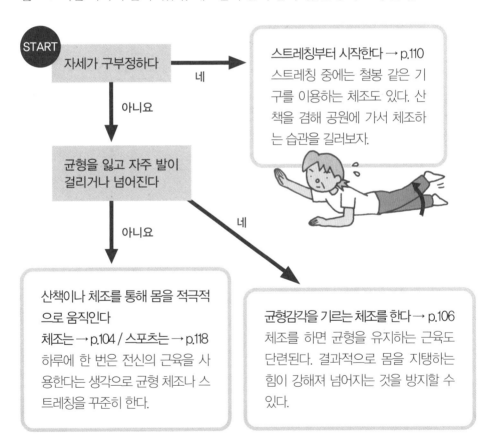

START
자세가 구부정하다 → 네 → 스트레칭부터 시작한다 → p.110
스트레칭 중에는 철봉 같은 기구를 이용하는 체조도 있다. 산책을 겸해 공원에 가서 체조하는 습관을 길러보자.

아니요

균형을 잃고 자주 발이 걸리거나 넘어진다 → 네 →

아니요

산책이나 체조를 통해 몸을 적극적으로 움직인다
체조는 → p.104 / 스포츠는 → p.118
하루에 한 번은 전신의 근육을 사용한다는 생각으로 균형 체조나 스트레칭을 꾸준히 한다.

균형감각을 기르는 체조를 한다 → p.106
체조를 하면 균형을 유지하는 근육도 단련된다. 결과적으로 몸을 지탱하는 힘이 강해져 넘어지는 것을 방지할 수 있다.

의욕은 왕성하게, 체조는 조금씩

파킨슨병은 개인차가 매우 큰 병이다. p.102를 참고해 자신에게 적합한 체조를 선택해보자. 운동은 성취감을 느낄 정도의 고통은 필요하지만 무리하는 것은 절대 금물이다. 자기 상태에 알맞은 체조를 선택하는 것이 무엇보다 중요하다.

체조를 계속하다 보면 이전에는 어렵게 생각하던 동작이 점점 수월해지게 된다. '이런 운동은 도저히 못해'라고 생각하지 말고, '연습하다 보면 언젠가 할 수 있겠지' 하는 기분으로 도전해보자.

이것이 포인트

운동은 근육에 작용하는 약

약은 병에 영향을 미치지만, 운동은 직접 근육에 작용한다. 운동과 약을 적절하게 병용하면 병의 진행을 늦추고 증상을 개선할 수 있다. 운동은 시작하고 나서 2주 정도 지나야 효과가 나타난다.

• 운동을 하지 않으면 악화된다

운동을 하지 않으면 회복은커녕 근육 경직이 심해지고 근력도 떨어지며 관절도 뻣뻣해진다.

• 무리하면 역효과

한껏 무리하면 다음 날 피로하고 약의 효과도 떨어진다. 운동은 약이지만 지나치면 부작용을 초래하므로 다음 날 피곤하지 않을 정도로 한다.

• 운동하면 약의 효과가 올라간다

운동을 하면 몸 상태는 물론이고 약에 대한 반응도 좋아진다. 운동을 같이 함으로써 증상은 악화시키지 않으면서 약의 양을 줄일 수도 있다.

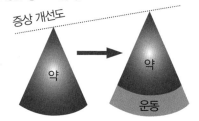

등 근육을 곧게 펴주는 체조

여기에 소개하는 파킨슨병 체조는 모두 적절하게 근육을 펴주도록 고안 되었다. 체조를 하는 동안에는 숨을 참지 말고 천천히 깊게 호흡을 해서 편안한 상태를 유지하도록 한다.

몸 전체를 천천히 정확하게 움직인다

엎드려서 하는 세 가지 체조는 발이나 등을 곧게 펴주고 근력을 좋게 하는 효과가 있다. 어디에 힘이 들어가는지 의식하면서 동작을 따라 해보자.

팔 짚고 엎드리기

팔뿐만 아니라 등도 사용한다.

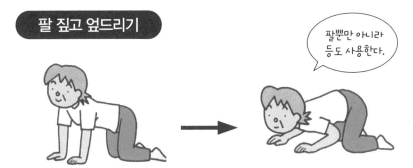

❶ 양손과 두 무릎을 어깨너비로 벌려 바닥에 댄다.

❷ 팔꿈치를 천천히 굽힌다. 힘들다고 느껴지는 곳까지 이르면 천천히 편다. 이때 등은 곧게 편다.

이것이 포인트

운동을 할 때 과욕은 금물

아무리 좋은 운동이라도 과욕은 금물이다. 운동을 반드시 해야 된다는 생각은 운동에 대한 부담만 안겨줄 뿐이다. 게다가 운동을 하지 못하면 기분이 언짢아지기까지 한다. 지속적으로 운동을 하기 위해서는 운동 목표를 적절하게 잡는 것도 하나의 요령이다. 다음 다섯 가지의 '〜하지 않는다'는 생각을 운동에 적용해보자.
❶ 분발하지 않는다. ❷ 전부 하려고 욕심내지 않는다. ❸ 지나치게 하지 않는다.
❹ 몸 상태가 안 좋을 때에는 무리하지 않는다. ❺ 중단하지 않는다.

등 근육 밸런스 운동 ①

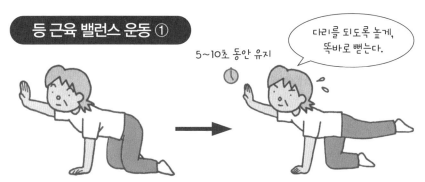

5~10초 동안 유지

다리를 되도록 높게, 똑바로 뻗는다.

❶ 양손과 두 무릎을 어깨너비로 벌려 바닥에 댄다. 한쪽 팔을 들어 앞으로 곧게 뻗고 5~10초 동안 유지한다.

❷ 앞으로 뻗은 손과 반대쪽 다리를 똑바로 편 채 5~10초 동안 들어 올린다. 반대쪽도 같은 방법으로 실시한다.

등 근육 밸런스 운동 ②

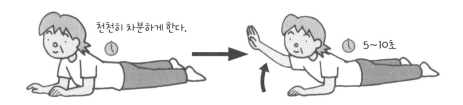

천천히 차분하게 한다.

5~10초

❶ 바닥에 엎드려 팔꿈치를 바닥에 대고 상반신을 세운다. 얼굴은 앞을 바라본다. 이 자세를 되도록 길게 유지한다.

❷ 한쪽 팔을 5~10초 동안 위로 들어 올린다. 좌우 양쪽을 실시한다.

❸ 올린 팔과 반대편 다리를 들어 올려서 되도록 높게 뒤로 젖힌다. 반대쪽도 같은 방법으로 실시한다.

* 모든 운동은 5 ~ 10회를 기준으로 한다.
🕐 는 각각의 자세를 유지하는 목표 시간이다.

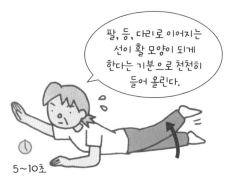

팔, 등, 다리로 이어지는 선이 활 모양이 되게 한다는 기분으로 천천히 들어 올린다.

5~10초

균형감각을 잡아주는 체조

균형을 잡는다는 것은 몸의 중심을 항상 한가운데에 둔다는 것을 의미한다. 다음에 소개하는 체조는 중심이동 감각을 재정비하는 체조다. 동작을 따라하면서 균형감각을 몸으로 익혀보자.

안정적인 자세부터 시작한다

균형감각을 잡아주는 체조는 아무래도 불안정한 면이 있다. 지탱하는 부분이 많을수록 동작이 더 안정적이다. 처음에는 양손과 양쪽 무릎을 바닥에 대고 안정적인 자세부터 시작하고, 익숙해지면 몸을 조금씩 일으킨다.

① 전후좌우로 중심이동하기

❶ 양손과 양쪽 무릎을 바닥에 대고 어깨너비로 벌린다. 고개는 똑바로 들어 앞을 본다. 천천히 앞쪽으로 체중을 이동해 잠시 정지 상태를 유지한 다음 천천히 본래의 자세로 돌아온다. 같은 요령으로 이번에는 뒤쪽으로 체중을 이동한다.

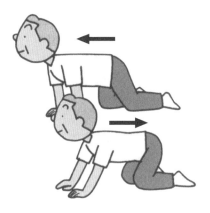

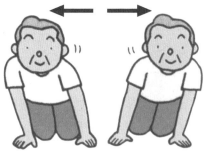

❷ ①과 같은 자세에서 좌우 교대로 체중을 이동한다.

② 무릎을 세우고 흔들흔들

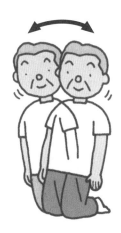

양쪽 무릎을 살짝 벌린 채 바닥에 댄다.
천천히 좌우로 체중을 이동한다.

도전! 무릎 세워서 앉기

* 머리가 어질어질할 때는 의자 같은 것을 붙잡는다.

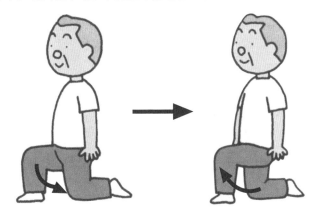

❶ 한쪽 무릎을 바닥에 대고 반대쪽 무릎은 세운다. 세운 무릎을 천천히 내려 양쪽 무릎을 바닥에 댄다.

❷ 반대쪽 무릎을 천천히 일으켜 세운다.

손잡이를 이용한다

선 채로 균형을 잡는 체조를 할 수도 있다. 서서 하는 균형 체조는 넘어지지 않도록 반드시 손잡이를 꽉 잡는다.

① 몸을 좌우로 흔들기

양손으로 봉을 붙잡고 서서 발을 어깨너비로 벌린다. 발을 바닥에 댄 채 좌우로 체중을 이동하며 살짝 몸을 흔든다.

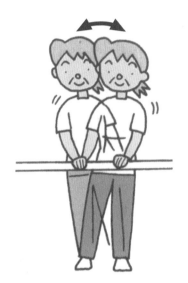

② 한쪽 다리 들었다 놓기

양손으로 봉을 붙잡고 선다. 한쪽 다리는 들어 올리고, 바닥을 딛고 있는 반대쪽 다리로 중심을 잡는다. 자세를 유지했다가 다리를 바꾸어 반복한다.

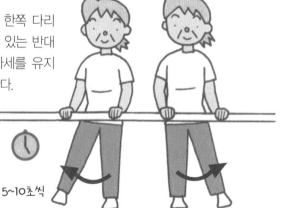

5~10초씩

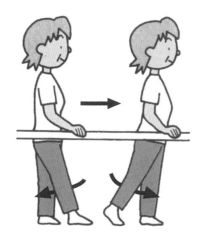

③ 앞뒤로 발 내딛기

❶ 봉을 옆으로 붙잡고 선다. 한쪽 발을 뒤로 빼며 뒤쪽에 중심을 둔다.

❷ 몸의 중심을 앞으로 이동하면서 뒤쪽의 발을 앞으로 내밀고 다시 중심을 싣는다. 반대쪽 다리도 반복한다.

도전! 교차하여 발 내딛기

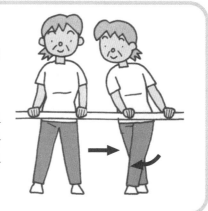

❶ 손잡이를 마주 보고 발을 가볍게 벌리고 선다.

❷ 한쪽 다리를 반대쪽 다리 앞으로 교차하면서 서서히 중심을 이동한다. 반대쪽 다리도 반복한다.

* 모든 운동은 5~10회를 기준으로 한다. 🕐 는 각각의 자세를 유지하는 목표 시간이다.

이것이 포인트

중심이 어디에 있는지를 의식하면서 동작을 한다

체조 연습을 통해 중심이 어디에 있는지 감각을 익혀두면 넘어지는 것을 방지할 수 있다. 체조할 때는 몸을 지탱할 수 있는 최대치까지 중심을 이동해본다. 균형감각은 물론이고 균형을 유지하는 근력도 키울 수 있다.

몸을 꼿꼿하게 해주는 스트레칭

자세가 나쁘면 어깨와 허리가 뻐근하고 결리며 폐가 압박되어 심호흡이 힘들어지는 등 내장에도 영향을 미친다. 스트레칭으로 등을 바르게 펴서 근육을 풀어주고 동시에 몸을 편안하게 한다.

어디서나 할 수 있는 인사 체조

간단한 체조지만 등 근육을 구석구석 펴주어 아주 기분이 좋아진다. '안녕하세요?'라고 인사하듯 가벼운 기분으로 따라 해보자.

① 기본 자세

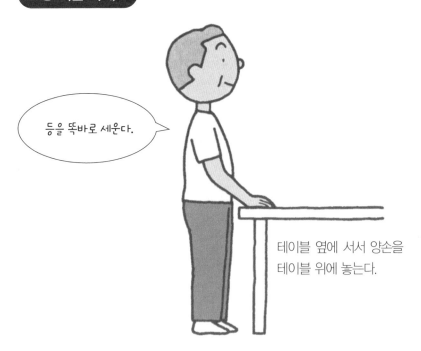

등을 똑바로 세운다.

테이블 옆에 서서 양손을 테이블 위에 놓는다.

② '안녕하세요?' 체조

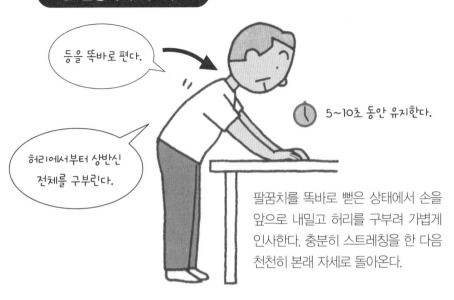

등을 똑바로 편다.

허리에서부터 상반신 전체를 구부린다.

5~10초 동안 유지한다.

팔꿈치를 똑바로 뻗은 상태에서 손을 앞으로 내밀고 허리를 구부려 가볍게 인사한다. 충분히 스트레칭을 한 다음 천천히 본래 자세로 돌아온다.

③ '감사합니다' 체조 (좀 더 깊숙이)

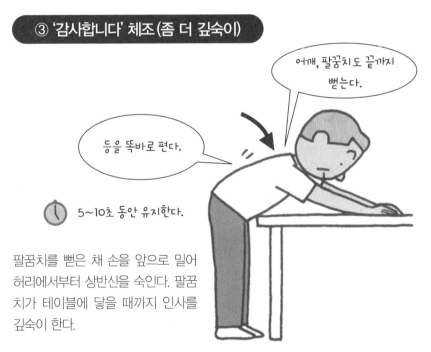

어깨, 팔꿈치도 끝까지 뻗는다.

등을 똑바로 편다.

5~10초 동안 유지한다.

팔꿈치를 뻗은 채 손을 앞으로 밀어 허리에서부터 상반신을 숙인다. 팔꿈치가 테이블에 닿을 때까지 인사를 깊숙이 한다.

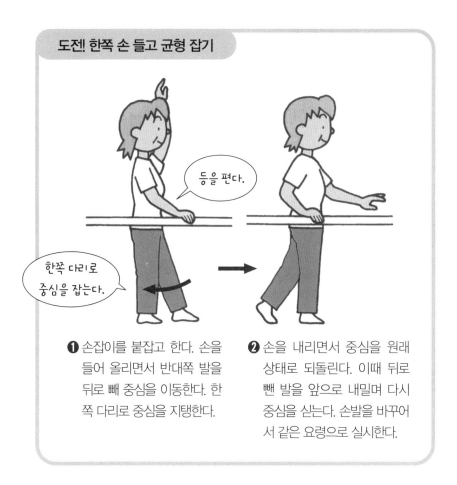

도전 한쪽 손 들고 균형 잡기

등을 편다.

한쪽 다리로 중심을 잡는다.

❶ 손잡이를 붙잡고 한다. 손을 들어 올리면서 반대쪽 발을 뒤로 빼 중심을 이동한다. 한쪽 다리로 중심을 지탱한다.

❷ 손을 내리면서 중심을 원래 상태로 되돌린다. 이때 뒤로 뺀 발을 앞으로 내밀며 다시 중심을 싣는다. 손발을 바꾸어서 같은 요령으로 실시한다.

이것이 포인트

반동을 주지 않는다

스트레칭에서 중요한 점은 무리하지 않고 움직이는 것이다. 지나치게 힘을 쓰거나 반동을 주면 효과도 없을 뿐만 아니라 부상의 원인이 되기도 한다.

활짝 펴지는 부분을 의식하면서 동작 하나하나에 충분한 여유를 둔다. 자세를 원래 상태로 되돌리는 마지막 순간까지 집중한다.

조금 높은 철봉을 이용한다

철봉에 매달리는 체조는 등을 곧게 펴는 운동으로 아주 좋다. 하지만 팔 힘이 약한 사람은 조심해야 한다. 팔의 힘이 약한 사람은 다리로 잘 지탱하면서 무리하지 않는 범위 내에서 하도록 한다.

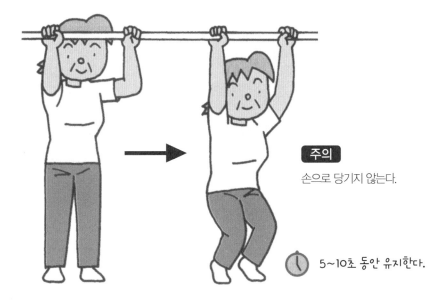

주의

손으로 당기지 않는다.

5~10초 동안 유지한다.

❶ 자신의 키와 비슷한 높이의 철봉을 꽉 잡는다.
❷ 천천히 무릎을 굽히다가 등이 펴지면 멈춘다.

일상적인 동작을 원활하게 하는 체조

아무 생각 없이 자리에서 일어나거나 앉거나 하는 일상생활 속에서의 움직임도 막연히 하다보면 의외로 힘이 들어간다. 매일매일 반복되는 동작일수록 평소에 연습해 요령을 익혀두자.

잠자리에서 편안히 일어날 수 있게 돕는 체조

잠자리에서 막 깨어났을 때는 몸을 자유롭게 움직이기가 힘들다. 손과 다리에 힘이 없고 동작도 유연하지 않다. 이럴 때는 다음의 팔 동작을 이용해보자.

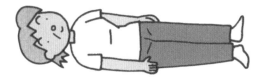

❶ 위를 보고 누운 상태에서 팔을 몸 옆으로 붙인다.

❷ 한쪽 팔을 크게 휘두르며 그 반동으로 상반신을 비튼다.

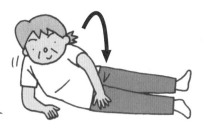

팔꿈치를 굽혀 체중을 지탱한다.

❸ 팔의 힘을 이용해 상반신을 일으킨다.

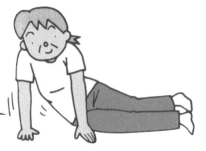

팔꿈치를 천천히 뻗는다.

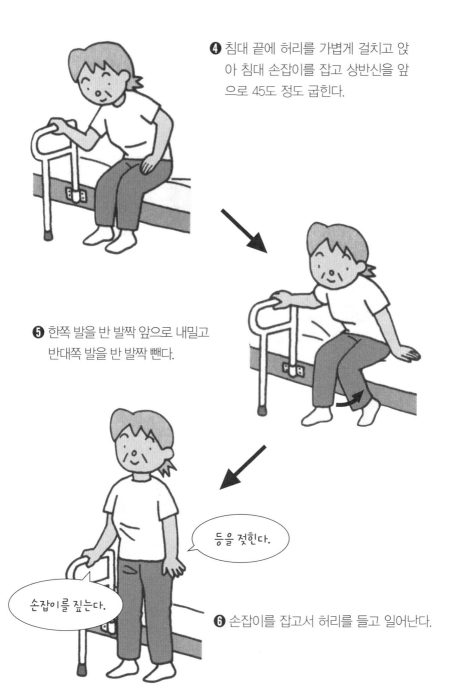

❹ 침대 끝에 허리를 가볍게 걸치고 앉아 침대 손잡이를 잡고 상반신을 앞으로 45도 정도 굽힌다.

❺ 한쪽 발을 반 발짝 앞으로 내밀고 반대쪽 발을 반 발짝 뺀다.

등을 젖힌다.

손잡이를 짚는다.

❻ 손잡이를 잡고서 허리를 들고 일어난다.

천천히 앉는 연습

의자에 앉으려고 하다가 체중을 지탱하지 못하고 뒤로 넘어지는 환자도 많다. 천천히 앉는 연습을 해보자. 의자에 앉을 때의 핵심은 상반신의 동작에 있다.

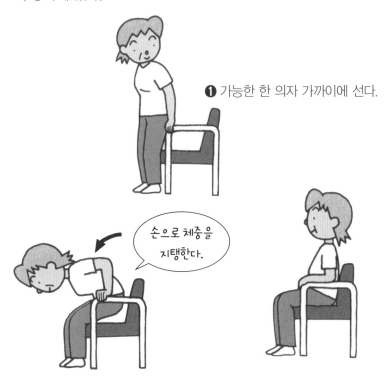

❶ 가능한 한 의자 가까이에 선다.

손으로 체중을 지탱한다.

❷ 무릎을 굽혀 손잡이에 양손을 대고 상반신을 최대한 앞으로 구부린다.

❸ 천천히 허리를 아래로 내린다.

이것이 포인트

언제 힘을 넣어야 할지 터득한다

동작 하나하나에 힘을 쏟으면 힘이 너무 들어가 동작이 흐트러진다. 의자에 앉거나 일어나거나 침대에서 일어날 때, 한 번 힘을 주어 그 기세로 동작을 이어가는 것이 중요하다. 평소에 자주 하는 동작일수록 별로 힘을 들이지 않고 자연스럽게 할 수 있도록 연습한다.

몸을 뒤집으며 구르는 체조

침대에서 일어날 때 팔을 휘두르며 몸을 뒤집는다. 처음에는 침대가 아닌 바닥에서 연습을 해보자. 훈련이 되면 침대에서 일어나는 것도 한결 쉬워진다.

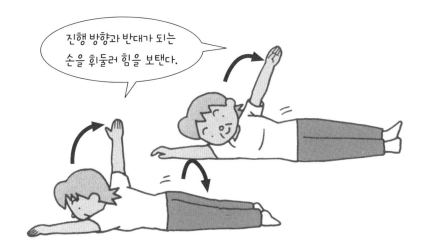

❶ 위를 보고 누운 상태에서 팔을 크게 휘두르면서 그 힘으로 하체를 튼다. 몸은 바닥을 보고 엎드린다.

❷ 멈추지 말고 다시 위를 보고 눕는 자세로 돌아온다. 동작이 정지되면 일단 일어나서 다시 위를 보고 눕는다.

내게 맞는 운동을 찾아라

지금까지 취미로 운동을 해왔던 사람은 지속적으로 하면 좋다. 무엇보다도 자신에게 맞는 적절한 방법을 찾는 것이 중요하다. 증상과 몸 상태를 고려해 자기에게 맞는 스타일의 운동법을 찾아서 무리하지 않는 선에서 즐기도록 하자.

준비운동을 충분히 한다

처음에는 몸을 움직이는 것조차 힘들어 하던 사람도 계속하다 보면 동작이 부드러워진다. 운동을 즐기기 위해서는 미리 몸을 잘 풀어주는 것이 중요하다.

집에서 체조를 한 다음 밖으로 나간다

운동을 하러 집을 나가기 전에 먼저 집에서 몸을 풀어준다. 피곤하지 않을 정도로 등 근육을 펴는 스트레칭을 한다.

운동 장소까지 걸어간다

어차피 운동을 할 것이라면 운동하는 곳까지 걸어서 가도록 한다. 다양한 운동을 통해 전신을 풀어준다.

도착해서도 체조를 한다

운동 직전에도 한 번 더 준비운동을 한다. 몸을 이완시키는 동작은 물론, 손목과 발목 비틀기 같은 유연 운동, 종목에 따라 필요한 체조도 잊지 않고 챙겨서 한다.

몸 상태가 좋은 시간대에 운동한다

파킨슨병의 증상은 하루 중에도 미묘하게 변한다. 오전보다 오후에 움직이기 편하다고 느끼는 사람이 있고, 약을 먹은 후 얼마 동안은 몸이 편안하다고 느끼는 사람도 있다. 환자 자신이 기운을 차리는 시간대에 맞춰 운동하면 된다. 몸 상태가 안 좋은 날은 절대 무리하지 않는다. 컨디션이 나쁘면 깨끗이 포기하고 다음 기회를 기다린다.

운동 말고도 두뇌를 쓰는 취미를 갖는다.

내게 맞는 규칙을 만든다

대부분의 운동은 점수를 매기거나 시간을 다투는 등 약간의 스트레스적인 요소가 있다. 운동을 오래도록 꾸준히 하기 위해서는 생각을 좀 바꿀 필요가 있다. 운동방법을 자신에게 맞추는 것이다. 무리하게 해온 방법을 고집하지 말고 머리를 써서 창조적으로 운동을 즐기면 된다. 자기 페이스대로 기분을 내보자.

처음에는 연습 정도로 생각해 가벼운 운동부터 시작한다. 연습 삼아 흉내만 내다가 차츰 주변의 동료들과 새로운 규칙을 만들어 적용해보자. 즐길 수 있으면서도 부담이 적은 방법을 찾아 운동을 해보자.

나의 페이스에 맞춰 운동을 즐기는 요령
- 처음에는 기본 연습을 한다.
- 운동하기 쉽도록 규칙을 바꾼다.
- 운동의 범위가 넓지 않도록 코트나 필드의 크기를 줄인다.
- 바운드나 터치 수의 제한을 없애는 등 규정을 여유 있게 정한다.
- 참여 인원을 늘림으로써 1인당 운동량을 줄인다.
- 시간 제한을 없앤다.

승부는 마지막의 즐거움으로 남겨둔다

운동에 익숙해지면 시합 형식으로 즐기는 것도 운동을 지속적으로 할 수 있는 좋은 방법이다. 이기든 지든 승패를 떠나 웃으며 끝낼 수 있는 어른다운 운동을 즐기도록 한다.

승부에 구애받지 말고 운동 자체를 즐긴다

결과에 집착하면 운동의 즐거움이 반감된다. 지금까지 이기고 지는 것에만 관심이 있었다면 새로운 재미를 찾아 운동을 해보는 것은 어떨까? 땀을 흘리고 나서 느끼는 상쾌한 기분, 마음이 맞는 친구들과의 즐거운 한때도 운동을 통해서만 경험할 수 있다.

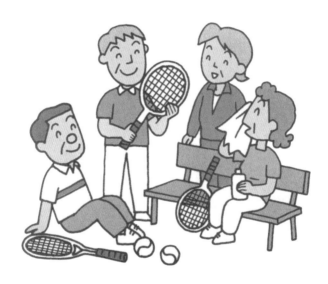

함께 어울리는 즐거움을 느끼는 것도 기분 좋은 일이다.

작은 동작도 천천히 정성스럽게, 손발 운동

사람들은 평소에 섬세한 손작업이나 걷기 등의 활동 등을 통해 손발의 근육을 많이 사용한다. 손과 발, 다리의 관절이 뻣뻣해지거나 근력이 약해지지 않으려면 스트레칭과 체조로 몸을 매일 움직여주는 것이 좋다.

손가락 운동 | 관절 하나하나를 움직인다

손에는 수많은 관절이 있다. 손가락 관절 하나하나를 끝까지 구부렸다가 서서히 편다. 양손으로 하는 가위바위보는 처음에는 시간이 걸리지만 익숙해지면 두뇌 운동도 된다. 조급해하지 말고 꾸준히 하자.

반짝반짝 별 체조

손을 가슴 높이로 들어 올리고 손가락을 쫙 편다. 그대로 손목을 천천히 돌린다.

손목을 완전히 돌린다.

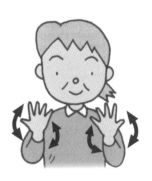

손목 빙글빙글 돌리기

양팔을 가슴 높이로 들고 팔꿈치를 구부린 상태로 손목과 팔을 안쪽으로 빙글빙글 돌린다. 이때 손목은 똑바로 펴고 팔과 팔이 부딪치지 않도록 한다. 다음에는 방향을 바꿔 바깥쪽으로 반복한다.

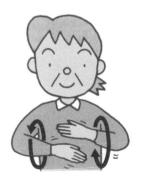

양손으로 하는 가위바위보

혼자서 오른손과 왼손으로 가위바위보를 한다. 한쪽을 '이기는 손', 반대쪽을 '지는 손'이라고 정해두면 하기 쉽다. 오른손, 왼손을 따로 움직여야 하기 때문에 두뇌 훈련에도 좋다.

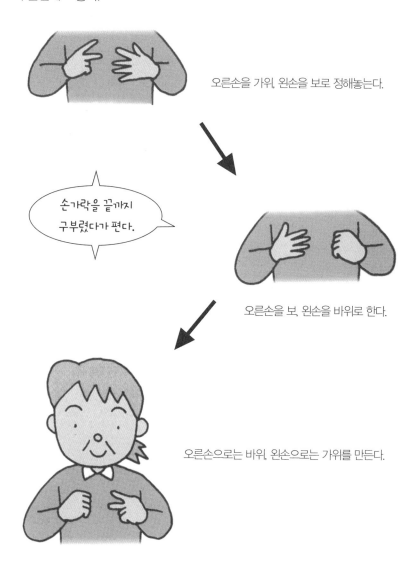

오른손을 가위, 왼손을 보로 정해놓는다.

손가락을 끝까지 구부렸다가 편다.

오른손을 보, 왼손을 바위로 한다.

오른손으로는 바위, 왼손으로는 가위를 만든다.

123

다리 운동 | 좌우의 동작을 의식한다

다리 근육을 단련하는 가장 좋은 방법은 걷기다. 걷기와 더불어 다음에 소개하는 운동을 병행하면 더욱 효과적이다. 특히 자전거 타기 체조는 좌우 교대로 하는 동작이 둔해졌을 때 권한다.

제자리걸음

똑바로 서서 큰 동작으로 허벅지를 들어 올리며 제자리걸음을 한다. 손잡이를 붙잡거나 의자에 앉아서 해도 된다.

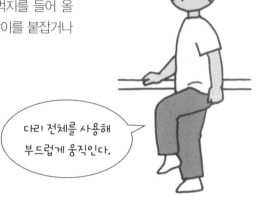

다리 전체를 사용해 부드럽게 움직인다.

앉았다 일어서기 체조

책상이나 손잡이를 붙잡고 천천히 앉았다가 다시 일어나는 동작을 반복한다. 반동에 의해서 일어났다 앉았다 하지 말고, 근육을 사용해서 천천히 움직인다.

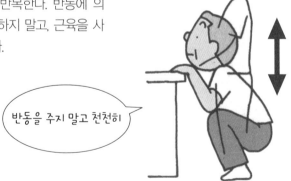

반동을 주지 말고 천천히

자전거 타기 체조

똑바로 누운 자세로 양팔을 가볍게 벌린 다음 바닥을 힘주어 누른다. 다리를 들어 올려 자전거 페달을 밟듯이 교대로 돌린다. 손으로 허리를 받쳐도 된다.

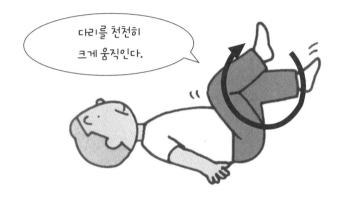

다리를 천천히 크게 움직인다.

이것이 포인트

틈날 때마다 부지런히 움직인다

전신 체조는 힘이 주어지는 부분과 근육의 움직임을 의식하며 천천히 하는 것이 중요하다. 반면, 손발 체조는 무의식적으로 다른 일을 하면서도 할 수 있다. 잠깐잠깐 틈날 때마다 부지런히 움직여주는 것이 효과적이다. 특히 목욕할 때는 관절이 부드러워져서 손발 체조를 하기에 더욱 좋다.

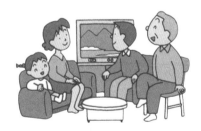

- TV를 보면서
- 전화를 하면서
- 목욕을 하면서 등등

배 깊숙이 발성연습을 한다

파킨슨병 환자는 목소리에도 이상이 생긴다. 목소리는 그냥 입에서 나오는 것이 아니라 상반신의 근육을 움직여 배에서 내보내는 것이다. 몸을 편안하게 해서 근육을 풀어주고 천천히 이야기해보자.

목소리를 내는 근육이 둔해진다

파킨슨병이 나타나면 성대의 근육도 둔해져서 목소리가 작아지고 말이 빨라진다. 목소리를 내는 데는 가슴 근육이나 배 근육이 사용된다. 가슴과 배 근육이 움직여 폐의 공기를 내보냄으로써 커다란 소리를 만들어내는 것이다. 파킨슨병 환자는 이들 근육이 뻣뻣해지거나 움직임이 둔해져서 발성이 어려워진다.

폐에서 내보낸 공기는 성대를 떨게 해 목소리를 내는 바탕이 된다.

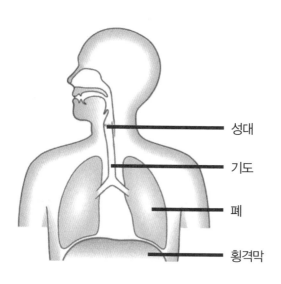

성대

기도

폐

횡격막

이야기할 때의 요령

파킨슨병의 전조증상 가운데 하나가 목소리의 이상이다. 목소리에 이상이 나타날 때는 당황하지 말고 꾸준히 발성연습을 해본다. 심호흡을 하거나 배 깊숙이 소리를 내보는 것도 좋다.

이야기할 때는 조급해하지 말고 여유롭게 이야기하도록 하자. 운동과 마찬가지로 사전준비를 하고, 자기만의 페이스대로 이야기를 진행하는 것이 중요하다.

• 심호흡을 한다

말을 시작하기 전에 심호흡을 몇 번 한다. 내뱉는 숨이 많아지면 그만큼 큰 소리가 잘 나온다. 팔을 벌리거나 턱을 위아래로 움직여 긴장을 풀어주고 폐 전체를 펴듯이 심호흡한다.

• 여유롭게 이야기한다

말하는 속도가 조절되지 않아 말이 빨라질 수 있다. 손을 사용해서 리듬을 맞추는 등 여유를 가지고 말하도록 노력한다.

무릎을 치며 리듬감 있게 이야기한다.

이야기를 듣는 사람은 이렇게…

파킨슨병 환자는 이야기할 때 말이 빨라지거나 반대로 도중에 멈춰버리기도 한다. 파킨슨병 환자와 이야기를 나눌 때는 묵묵히 듣고만 있거나 그냥 고개만 끄덕이지 말고 소리를 내서 반응해주도록 한다. '응', '그래서?'와 같이 맞장구를 쳐주면 좋다. 듣는 사람의 이런 반응이 신호가 되어 환자는 이야기하는 속도를 조절할 수 있다. 만약 대답이 늦어질 경우에는 재촉하는 표정을 짓지 말고 차분하게 기다려준다.

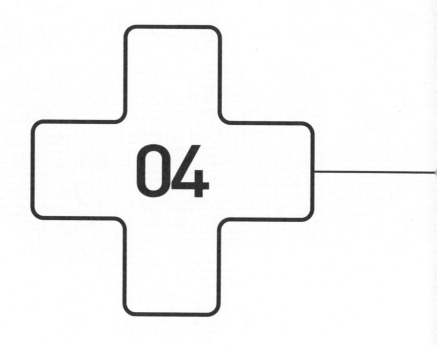

일상생활을 편리하게
하기 위한 방법

움직임을 편안하게 하고 증상을 완화시킬 수 있는 방법들이 많이 있다. 일상생활을 좀 더 편리하게 하기 위해 환자의 상태에 맞추어 조금씩 바꿔보자. 매일 생활하는 집 안을 안전하고 쾌적한 장소로 가꾸다보면 환자의 상태도 차츰 좋아지는 것을 발견할 수 있을 것이다.

할 수 있는 일을 즐기면서 한다

병에 걸렸다고 해서는 안 되는 일은 하나도 없다. 오히려 지금까지 하던 일을 계속하고 주변 사람들에게 의존하지 않는 것이 좋다. 환자가 스스로 일하는 것이 치료에도 도움이 된다.

하고 싶은 것에 욕심을 내자

몸이 피곤하면 되도록 적게 움직이고 안정을 취하려고 한다. '어쩔 수 없지' 하며 기분 내키는 대로 포기하기 쉽다. 하지만 이럴 때일수록 힘을 내야 한다. 무리한 운동은 피하되 일상생활에서는 좀 더 적극적으로 이것저것 도전해보자. 운동뿐만 아니라 취미생활을 하면 몸과 마음에 생기를 북돋을 수 있다. 가능한 한 평소 생활을 유지하면서 재활기구를 이용해 스스로 하도록 노력한다.

일상생활을 하기 위한 3가지 조건

파킨슨병 환자 역시 운동 재활훈련이 필요하다. 파킨슨병 환자의 운동 재활훈련이라고 특별한 것은 아니다. 생활 속에서 몸을 열심히 움직이는 것도 재활훈련이 될 수 있다. 일상을 즐기면서 생활 전체를 효과적인 재활훈련 시간으로 만드는 요령을 알아보자.

알아두세요

수면부족은 치료의 큰 적

밤에 숙면을 취하는 것은 약의 효과에 큰 영향을 미친다. 잠을 충분히 자지 못하면 다음 날 약이 잘 듣지 않거나 약효가 떨어질 수 있다. 낮에 활동적으로 몸을 움직이고 밤에 기분 좋게 잠자리에 드는 것이 치료에 도움이 된다.

① 생활을 바꾸지 않는다

일상생활뿐 아니라 일이나 취미, 사회활동 등을
지금까지 해온 것처럼 계속하면 생활에 활력소가
된다. 좋아하는 일이라면 몸을 움직이는 것도 생
각만큼 고통스럽지 않고 재활에도 도움이 된다.

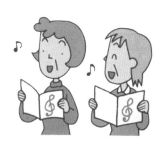

- 계속 취미생활을 한다.
- 몸을 움직일 기회를 놓치지 않는다.
- 어떤 일에든지 흥미를 갖는다.

② 천천히, 규칙적으로

귀찮다고 할 수 있는 일을 미뤄두고 누워서만 지내는 것은 좋지 않다. 전보다
시간이 더 걸리더라도 조급해하지 말고 천천히 노력한다. 낮에는 활동적으로
몸을 움직이고 밤에는 일찍 잠자리에 드는 규칙적인 생활을 하는 것이 좋다.

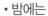

- 낮에는

잠옷을 입고 생활하면 환자라는 기분에서 벗어날 수
없다. 활기 있게 지내려면 옷을 갈아입는다. 낮잠은 밤
에 숙면을 방해하므로 될 수 있으면 피한다. 피곤하더
라도 눕지 말고 앉아서 휴식을 취하도록 해보자.

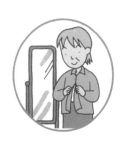

- 밤에는

잠을 충분히 자서 하루의 피로를 푼다.

③ 기구를 활용한다

주변 사람들에게 부탁하기보다는 증상에 맞춰 재
활기구를 적극적으로 활용해보자. 자신의 일을 직
접 하기 위해서는 몸도 마음도 편해야 한다.

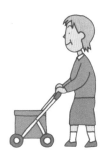

보행용 카트를 사용하면 넘어지거나 앞으로
돌진하는 등의 사고를 방지할 수 있다.

음식 준비와 식기 선택하기

먹고 싶은 음식을 언제나 마음껏 먹는 것은 포기할 수 없는 즐거움이다. 음식은 부드럽고 먹기 좋게 조리하고 식기는 사용하기 편한 것으로 준비해 먹는 즐거움을 느끼도록 하자.

사용하기 편하고 자신에게 맞는 식기를 선택한다

사용하기 편하게 만들어진 식기를 이용한다. 음식을 흘리는 것에 대비해 식탁 매트나 앞치마, 손 닦는 수건 등을 준비하고 식사시간을 마음 편하게 즐긴다.

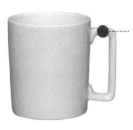

손잡이가 넉넉한 컵
손잡이에 네 손가락을 전부 넣을 수 있어 손 전체로 안정감 있게 힘주어 잡을 수 있다.

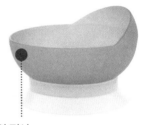

가장자리가 수직으로 꺾인 접시
접시 한쪽 가장자리가 높고 수직으로 꺾여 있어서 손과 손목을 섬세하게 움직이지 않고도 숟가락과 포크로 접시에 있는 음식을 가장자리로 모을 수 있다. 그대로 들어 올리면 접시 밖으로 떨어뜨리지 않고 간단히 음식을 뜰 수 있다.

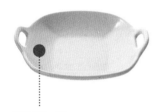

각이 진 그릇
숟가락이나 포크를 그릇의 움푹 들어간 각진 부분에 댄다. 끝이 안정적이므로 그대로 위로 들어 올리면 음식을 뜰 수 있다.

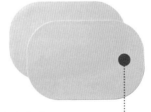

미끄럼 방지 매트
포크나 숟가락을 움직일 때 식기가 같이 미끄러지는 경우가 있다. 이럴 때는 고무로 된 매트를 식기 밑에 깔아 안정적으로 식사하도록 한다.

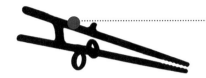

특수 젓가락
손 전체로 쥘 수 있도록 손잡이의 곡선이나 두께를 생각해 만든 제품이다. 젓가락 사이에 스프링이 달려 있어 음식을 집기 쉽다.

손잡이 부분이 두툼한 숟가락과 포크
손잡이 부분이 두툼해서 힘을 줘 잡을 수 있다. 보통의 숟가락, 포크에 손수건이나 고무줄 같은 것을 감아서 사용해도 된다. 숟가락 부분의 각도를 조절할 수 있도록 고안된 것도 있다.

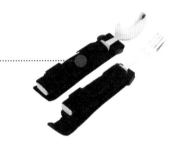

조금만 신경 쓰면 먹기 쉽다

사용하기 편리하게 만들어진 식기를 이용한다. 음식을 흘리는 것에 대비해 식탁 매트나 앞치마, 손 닦는 수건 등을 준비하고 식사시간을 마음 편하게 즐긴다.

• 재료를 잘게 자른다
입에 넣기 쉽고 씹기 편하도록 음식 재료를 잘게 자른다. 잘게 자르면 음식이 부드러워지는 장점도 있다.

• 부드럽게 조리한다
칼집을 넣거나 푹 삶아 씹기 편하게 한다.

• 약간 걸쭉하게 한다
물기 없이 퍽퍽한 것보다는 약간 걸쭉하게 하는 편이 먹기 쉽고 목이 멜 염려도 없다.

시각적으로 식욕을 돋게 하는 것도 중요하다

먹기 편하게 조리하는 것도 중요하지만 접시에 담긴 모습 등을 보고 시각적으로 식욕을 돋게 하는 것도 빼놓을 수 없다. 생선구이는 살만 발라서 접시에 올리지 말고 생선 한 마리를 그대로 보여준 다음 그 자리에서 먹기 좋게 살만 발라준다. 눈으로도 식사를 즐긴다는 사실을 잊지 말자.

식사로 증상을 완화한다

파킨슨병의 전조증상으로 나타나기 쉬운 변비와 현기증은 식이요법으로 해소할 수 있다. 식이요법에서 가장 중요한 것은 매일 거르지 않고 먹는 것이다. 간단한 방법이므로 무리하지 않는 선에서 실천해보자.

현기증이 심하다

→ 맛을 진하게 한다

현기증은 뇌에 일시적으로 혈액이 부족해지면 나타나는 증상이다. 뇌에 보다 많은 혈액을 보내기 위해서는 염분을 많이 섭취해 혈압을 올린다. 다만, 자신이 먹을 음식에만 소금을 더하는 것을 잊지 말자.

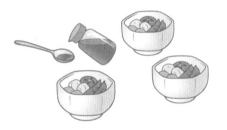

• 조리 후에 맛을 진하게 한다

조림같이 한꺼번에 많은 양을 만들 때는 처음에 조리할 때는 간을 약하게 하고 접시에 담고 난 다음에 간을 조절한다.

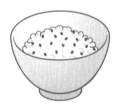

• 밥을 통해 염분을 섭취한다

다른 사람도 같이 먹는 반찬은 염분을 조절하기 어려운 경우가 있다. 이럴 때는 밥에 뿌려 먹는 맛가루나 깨소금 등을 이용해 염분을 섭취하는 방법도 있다.

→ 수분을 많이 섭취한다

수분을 충분히 섭취하면 현기증에 도움이 된다. 몸속에 수분이 많아지면 그만큼 흐르는 혈액량이 많아지고 현기증도 잘 나타나지 않는다.

하루에 6~8잔의 물을 마시면 좋다.

변비로 고생한다

→ 식이섬유를 많이 먹는다
식이섬유를 많이 섭취하면 배변이 쉬워진다. 식이섬유가 풍부한 음식 재료에만 매달리기보다는 균형 잡힌 식사를 통해 꾸준히 섭취하는 게 좋다. 양식보다는 발효식품이나 채소가 많이 들어간 한식이 식이섬유를 더 많이 섭취할 수 있다.

• 콩 제품을 다양하게 활용한다
콩은 식이섬유가 풍부하지만 물에 불려야 하는 등 손질이 필요하다. 콩뿐만 아니라 두부, 청국장, 낫토 등 콩으로 만든 식품을 이용해 간단히 조리할 수 있다.

• 식이섬유가 많은 반찬을 먹는다
감자나 해조류, 콩 제품 등 식이섬유를 많이 포함한 식품으로 반찬을 만들어 먹는다. 미역이나 김을 식사 때마다 먹으면 좋다.

• 주식의 식이섬유를 늘린다
백미를 현미로 바꾸고, 오트밀을 섞어서 밥을 짓고, 통밀로 만든 빵을 먹는다. 크게 변화를 주지 않으면서 섭취하는 식이섬유의 양을 늘릴 수 있다.

• 건더기를 많이 넣고 국을 끓인다
뿌리채소나 잎채소 등으로 국을 끓인다. 국은 조리가 간단하고 먹기도 좋아 채소를 손쉽게 섭취할 수 있는 방법으로 추천한다. 버섯류 역시 다른 음식과도 궁합이 잘 맞아 국에 다른 재료와 함께 넣으면 좋다.

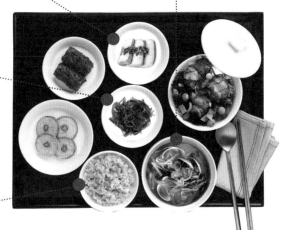

→ 수분을 많이 섭취한다
수분을 충분히 섭취하면 변비 해소에 도움이 된다. 차가운 물을 마시면 물이 위장을 자극해 배변활동이 활발해져서 변비가 해소된다.

옷을 자신에게 맞춘다

옷을 갈아입는 것은 새로운 하루의 출발을 의미한다. 기분을 바꿀 뿐만 아니라 멋을 내는 즐거움도 있다. 자신에게 어울리는 옷으로 하루를 쾌적하게 지내자.

갈아입기 쉬운 옷을 고른다

작은 단추나 지퍼는 채우고 벗기가 힘들다. 큰 단추나 벨크로(찍찍이)로 바꾸고 단추 구멍을 크게 만들어 부담을 줄인다. 특히 바지나 치마는 화장실에서 빨리 벗고 입을 수 있도록 고무줄로 된 것을 고르는 것이 좋다.

움직이기 편안한 옷을 고른다

움직이기 편한 옷이란 꼭 디자인 문제만이 아니다. 몸에 잘 맞아 움직임에 방해가 되지 않고 신축성이 있는 것을 선택한다.

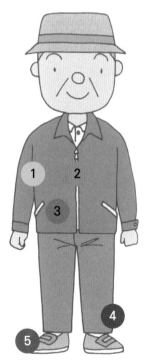

기능성만 중요시하지 말고 때로는 멋을 내고 외출한다.

1 소매나 몸통의 품이 넉넉한 옷이 좋다
옷의 품이 넉넉해 몸을 편안하게 움직일 수 있는지 확인한다.

2 가능하면 벨크로로 된 것을 고른다
앞이 트인 옷은 벨크로나 큰 단추가 달린 것이 다루기 편하다. 또 머리부터 집어넣어 입는 옷은 목 주변이 넉넉한 것을 선택한다.

실내에서는 슬리퍼를 신지 않는다
슬리퍼는 벗겨지거나 걸려서 넘어지기 쉽다. 실내에서는 미끄럼 방지 양말이나 덧신을 신으면 좋다.

옷을 갈아입음으로써 생기가 돈다

잠옷을 입고 낮에도 그대로 지내는 환자들이 있다. 편한 것도 좋지만 아침에 일어나면 다른 옷으로 갈아입는 것이 좋다. 옷을 갈아입으면 기분전환이 될 뿐 아니라 낮에는 활동적으로 움직이고 밤에는 편안하게 휴식을 취할 수 있어 생활에 리듬이 생긴다.

또한 옷을 갈아입을 때 균형을 잃어 넘어지기 쉬우므로 되도록 앉아서 갈아입는 습관을 들인다.

모자는 예상하지 못한 부상을 막는 효과도 있다

그날그날의 날씨나 스타일에 맞춰 모자를 쓰는 것도 좋다. 모자는 꼭 멋을 내기 위해서가 아니라 넘어져 머리를 부딪치거나 부상을 입는 것을 방지할 수도 있다. 자주 넘어지는 환자는 모자보다 '헤드기어'라는 보조기구를 사용해 머리를 보호한다.

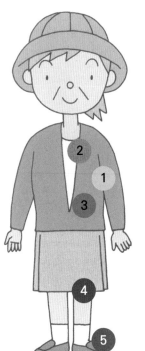

3 허리는 고무줄로 된 것이 편하다

바지를 벗는 데에 시간이 오래 걸리면 화장실 볼일이 다급할 때 곤란해질 수 있다. 간단히 다룰 수 있는 고무줄 타입이나 벨트 부분이 벨크로로 된 것이 좋다.

4 다리에 휘감기지 않아야 한다

긴 치마나 통이 넓은 바지는 잘못하면 다리에 휘감겨 넘어지는 원인이 될 수도 있다. 너무 거추장스러운 옷은 피하는 것이 좋다.

5 가볍고 걷기 편한 신발 고른다

발에 익숙한 워킹화를 신는다. 발끝이 살짝 휘어져 있는 신발은 발을 끌더라도 걸리지 않고 넘어지는 것을 방지하는 효과가 있다.

- 푹신푹신한 쿠션감이 있는 신발
- 발뒤꿈치가 낮은 신발
- 발끝이 살짝 휘어 있는 신발

집 안을 안전한 공간으로 만든다

파킨슨병 환자는 밖에서만 넘어지는 것이 아니다. 집 안에서 지내는 시간이 길기 때문에 실내에서 넘어지지 않도록 예방책을 세워둘 필요가 있다. 조금만 신경 쓰면 집 안에서도 안심하고 지낼 수 있다.

세로 손잡이를 부착한다

욕실이나 화장실, 현관처럼 몸을 일으켜야 하는 곳에는 몸을 지탱할 수 있도록 반드시 세로로 된 손잡이를 설치한다. 상체를 숙이게 되는 상황을 고려해 손잡이의 높이를 정하고, 길이 역시 어느 정도가 적당한지 측정한다. 설치 장소에서 실제로 움직여보고 측정하는 것이 좋다.

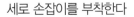

현관에서 구부리고 신발을 신다가 사고가 나는 경우가 많다. 차분히 앉아서 신발을 신을 수 있도록 현관에 작은 의자를 준비하고 그 옆에 손잡이를 설치한다.

몸 상태에 맞춰 집 안을 정비한다

걷기 편하고 잘 넘어지지 않게 한다고 해서 당장 집을 개조하라는 것은 아니다. 집 개조는 가까운 미래를 내다보고 계획적으로 진행할 필요가 있다. 조만간 휠체어를 사용하게 될지 모른다면, 시기를 봐가며 경사면 설치나 이동할 수 있는 공간을 확보해둬야 한다. 그밖에도 전기코드를 벽쪽으로 붙이고 물건들을 잘 정리해서 바닥에 걸리적거리는 게 없게 한다.

발에 걸리는 것을 없앤다

발을 질질 끌면서 걸으면 아주 낮은 문턱이라도 발끝이 걸려 넘어지기도 한다. 문턱은 되도록 없애고 카펫의 가장자리는 테이프로 고정한다. 보행에 방해가 되는 것은 없는지 작은 방해물도 놓치지 않고 살핀다.

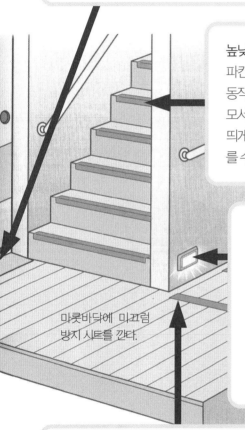

마룻바닥에 미끄럼 방지 시트를 깐다.

높낮이가 있는 곳은 눈에 잘 띄도록 한다

파킨슨병의 중요한 특징 중 하나는 다리 벌리기 동작은 할 수 있다는 점이다. 계단 같은 경우 앞쪽 모서리 부분에 색깔 있는 테이프를 붙여 눈에 잘 띄게 하면 다리 움직임에 자극을 주어 손쉽게 오를 수 있다.

손잡이를 만들고 발밑을 밝게 한다

파킨슨병 환자들은 밤에 화장실을 가거나 집 안에서 이동하다가 넘어지기 쉽다. 복도나 방 안에 붙잡을 만한 가구가 없으면 손잡이를 만들어주면 좋다. 복도 벽 발치에 전등을 설치하는 것도 좋은 방법이다. 화장실까지 이어진 통로와 계단, 또는 현관, 침실, 부엌 등을 연결하는 모든 통로에 설치한다.

좁은 통로에는 적당한 간격으로 넘어가는 선을 그어놓는다

파킨슨병 환자는 좁은 통로에서는 위축이 되어 발걸음을 떼지 못한다. 이를 극복할 수 있도록 좁은 통로의 바닥에 30~40㎝ 간격으로 눈에 띄는 테이프를 붙여두면 그것을 뛰어넘듯이 걸을 수 있다. 또한 부엌 싱크대나 세면대, 옷장 앞에도 서는 위치를 표시해두면 이것이 목표점이 되어 이동이 편해진다.

침대와 의자 선택하기

침대나 의자는 실제 사용했을 때의 느낌을 살펴서 골라야 한다. 직접 앉거나 누워보고 편안한지, 자리에서 일어나기 쉬운지를 반드시 확인하도록 하자.

침대와 의자는 일어서기 편한 것을 고른다

침대나 의자는 몸을 쉴 수 있는 가장 중요한 물건이다. 특히 의자는 낮에 사용하는 시간이 길기 때문에 앉았을 때 편안한지, 불편한 점은 없는지 등을 확인해야 한다. 구입한 후에는 몸이 기우는 쪽에 쿠션으로 받쳐주는 등 환자에게 맞춰 사용한다. 최근에 나온 가구들은 체형에 맞춰 조절할 수 있고 기능도 다양하다.

• 침대

잠자리에서 일어나는 데는 이부자리보다 침대가 더 편하다. 침대는 꼭 직접 누워보고 침대 폭과 높이 등을 확인한다. 누웠을 때 아무리 편안해도 낮에는 될 수 있으면 사용하지 않는 것이 좋다.

가능하면 환자용 침대를 구입한다

침대를 새로 구입할 계획이라면 높이 조절이 가능한 환자용 침대를 사는 것을 생각해본다. 자리에서 일어나기 편하고 여러 모로 환자에게 편리하다.

매트가 튼튼해 허리를 잘 받쳐주는 것이 좋다

매트가 휘지 않고 탄탄해서 허리를 잘 받쳐주는 것을 고른다. 매트 가장자리 역시 탄탄해서 침대 끝에 앉았을 때 무릎 뒤쪽을 단단히 지탱해주는지 확인한다. 이 부분이 부드러우면 일어설 때 불편하다.

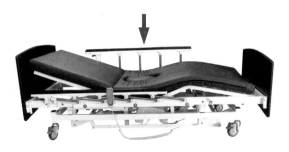

특히 파킨슨병 환자는 행동이 둔해지고 앉거나 누워 있는 일이 많다. 이런 환자들은 욕창 방지 방석이나 욕창 방지 매트를 사용하면 좋다. 신체접촉 부위에 압력을 분산시켜 욕창이 생기는 것을 막고 편안함을 더해준다.

• 의자

의자 역시 편한 것을 고르고, 사용하면서 증상에 맞춰 조금씩 조정한다. 마음에 드는 의자가 하나밖에 없으면 언제나 같은 자리에만 앉게 된다. 가능하면 집 안 여기저기에 의자를 배치해둔다.

등받이가 지나치게 젖혀지면 좋지 않다
등받이가 뒤로 젖혀져 있으면 일어서기가 불편하다. 다양한 자세로 앉아 보고 등받이가 편안한지, 배를 압박하지 않는지 확인한다.

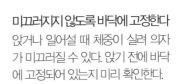

앉는 부분에 여유가 있어야 한다
앉았을 때 좌우에 주먹 하나 정도가 들어갈 정도의 여유 공간이 있는 것이 좋다. 앉는 부분의 양쪽 끝이 높으면 몸을 지탱하기 편하다.

미끄러지지 않도록 바닥에 고정한다
앉거나 일어설 때 체중이 실려 의자가 미끄러질 수 있다. 앉기 전에 바닥에 고정되어 있는지 미리 확인한다.

주의하세요

• 너무 푹신하지는 않는가?
푹신푹신하면 느낌은 좋지만 몸이 푹 가라앉아 움직이기 힘들다. 또한 자리에서 일어날 때 더 힘이 든다. 적당하게 탄력이 있어 몸을 지탱해줄 수 있는 것으로 고른다.

• 손잡이는 있는가?
앉거나 일어설 때 몸을 받쳐줄 수 있는 손잡이가 있는 제품을 고른다.

• 높이는 잘 맞는가?
앉았을 때 발이 자연스럽게 바닥에 닿는 높이가 가장 적당하다. 너무 낮으면 앉거나 일어서기가 힘들다.

대소변은 규칙적인 습관을 들인다

파킨슨병 환자들이 겪는 대소변 문제는 주로 변비와 빈뇨다. 두 가지 모두 매우 괴로운 일이지만 수분 섭취나 화장실 가는 시간을 조절하면 개선이 가능하다.

적당한 수분 섭취로 변비와 빈뇨를 개선한다

물을 너무 적게 마시면 변비로 고생할 수 있고 너무 많이 마시면 빈뇨 때문에 귀찮을 수 있다. 대소변 문제를 개선하기 위해서는 수분을 적당히 섭취하는 것이 필요하다. 화장실에 언제, 몇 번 정도 가는지 잘 체크해두었다가 대처하도록 한다.

① 수분 섭취

나이가 들면 갈증을 잘 느끼지 못한다. 변비에 걸리지 않으려면 물을 규칙적으로 마시는 것이 좋다.

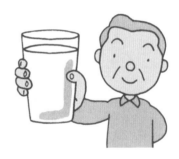

변비 해소법

• 아침에 일어나자마자 물을 넉넉히 마신다
1~2잔의 물로 장을 자극해 장운동을 활발하게 한다.

• 매일 아침 정해진 시간에 15분 정도 화장실에 간다
아침밥이 소화되면 변의가 없어도 화장실에 가는 습관을 들인다. 몸에 '식사 → 화장실'이라는 리듬이 자연스럽게 배어들도록 여유를 가지고 생활한다. 화장실에서는 너무 애쓰지 말고 15분 정도가 지나면 변이 나오지 않더라도 미련 없이 나온다.

② 배변 습관

배변 습관은 개선될 수 있다. 변의가 느껴지지 않더라도 매일 아침 규칙적으로 화장실에 가는 습관을 들이면 배변 습관이 바로잡힌다.

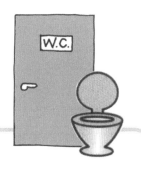

빈뇨 조절법

• **수분을 충분히 섭취한다**
화장실 가는 것이 귀찮다고 수분을 섭취하지 않으면 탈수증이 올 수도 있다. 물은 항상 충분히 마시는 것이 좋다.

• **화장실은 미리미리 간다**
화장실에 가고 싶어도 막상 가면 타이밍을 놓칠 때가 있다. 요의가 없더라도 미리미리 가는 습관을 기르는 것이 중요하다. 특히 참는 것은 금물이다.

너무 민감해지지 않는다

파킨슨병 환자는 소변을 참는 힘이 약해져서 배뇨에 문제가 생기기 쉽다. 이런 이유 때문에 외출을 삼가는 사람도 있지만 바람직한 현상은 아니다. 외출할 때는 요실금용 패드를 착용하는 등 적극적으로 대응하도록 하자. 약간의 요실금은 어쩔 수 없는 일이라고 생각해 편안하게 받아들이는 것이 좋다.

야간빈뇨증을 개선하려면

• **저녁식사 후 수분 섭취를 절제한다**
저녁식사 후에는 수분 섭취를 조금 줄인다.

• **간이화장실(이동식 변기)을 활용한다**
밤에 잠자리에서 일어나 화장실에 가면 넘어지기 쉽다. 이럴 때는 요강이나 이동식 변기 사용을 고려해본다. 방에 놓아두어도 불쾌감을 주지 않는 디자인이 많이 있으니 잘 찾아보자.

• **약의 내용을 다시 살펴본다**
항 콜린제를 사용하면 야간빈뇨증이 생길 수 있다. 증세가 심하면 의사와 상의한다.

안전하고 쾌적한 욕실 환경을 만든다

목욕은 몸과 마음의 긴장을 풀어주는 효과가 있어 파킨슨병 환자에게 매우 중요하다. 하지만 노약자에게 가장 조심해야 하는 공간이 욕실이다. 미끄러지거나 넘어지지 않도록 안전대책을 확실히 세우고 쾌적하게 목욕을 즐길 수 있게 하자.

욕실은 편하고 안전한 공간으로

욕실 안은 물이 고여 있어 미끄러울 뿐만 아니라 높낮이가 달라 넘어지기 쉽다. 높낮이가 다른 곳은 발판 등을 사용해 높이를 맞춰주는 것이 좋다. 욕실에서 사고가 나면 목욕하는 것이 두려울 수 있다. 무엇보다 목욕하는 재미를 잃지 않도록 안전에 주의하고, 편안하게 심신의 휴식을 취하는 공간이 되도록 욕실의 환경을 개선하자.

샤워보다는 반신욕이 좋다

반신욕은 혈액순환을 돕고 신진대사를 좋게 하며 몸의 피로와 스트레스를 해소하는 효과가 있다. 파킨슨병 환자의 경우 따뜻한 물에 몸을 담그고 반신욕을 하면 긴장된 근육이 이완되어 증상을 완화할 수 있다. 목욕 후 근육이 이완되었을 때 손과 발을 마사지해주면 더욱 좋다. p.122를 참고해 긴장을 완화시키는 체조를 하는 것도 좋다.

따뜻한 욕실 환경을 만든다

따뜻하게 목욕하고 나서 감기에 걸리는 경우가 많은데, 이는 욕실과 밖의 온도 차 때문이다. 욕실에 난방이 되어 있지 않다면 난로를 켜서 공기를 따뜻하게 데우고, 목욕 후 서늘해지기 전에 바로 입을 수 있도록 목욕 가운을 준비한다.

목욕은 가족이 있을 때 한다

노약자는 욕실에서 사고가 나는 경우가 많다. 혼자 있을 때는 목욕을 피하는 것이 좋다. 설사 집 안에 사람이 있더라도 잘 모를 수 있으므로, 욕실에 들어갈 때는 가족에게 말을 하고 들어간다.

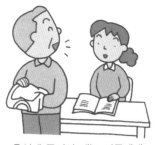

욕실에 들어갈 때는 가족에게 이야기한다.

욕실의 안전을 체크한다

안전사고를 예방하기 위해 욕실 바닥에 미끄럼 방지 처리를 하는 경우가 많은데, 욕조 안에도 미끄럼 방지 매트 등을 깔아 발이 미끄러지는 일이 없도록 대비한다. 몸을 씻을 때 앉을 수 있도록 넉넉하고 튼튼한 욕실의자를 준비하는 것도 잊지 않는다. 욕실뿐만 아니라 탈의실도 다시 한번 살펴본다. 옷을 벗을 때 순간적으로 몸의 균형을 잃기 쉬운데, 이때 붙잡을 수 있는 손잡이를 설치해두면 안전하다. 바지나 양말을 벗을 때에 앉을 수 있는 의자를 준비해둘 필요도 있다. 벗어 놓은 옷에 미끄러져서 넘어질 수 있으므로, 벗은 옷을 담아둘 수 있는 바구니도 준비하는 것이 좋다.

장소	체크포인트	대비책
탈의실	☐ 손잡이나 의자가 있는가? ☐ 탈의한 옷이 걸리적거리지는 않는가?	• 순간적으로 붙잡을 수 있는 손잡이를 설치한다. • 탈의할 때 앉을 의자를 준비한다. • 빨래바구니를 준비해 탈의한 옷을 담아둔다.
욕실	☐ 욕실, 욕조 바닥에 미끄럼 방지 처리가 되어 있는가? ☐ 욕실의자는 흔들거리거나 미끄러지지 않는가?	• 욕실 바닥과 욕조에 미끄럼 방지 처리를 한다. • 몸을 씻을 때 앉는 욕실의자는 튼튼한 것으로 고른다.

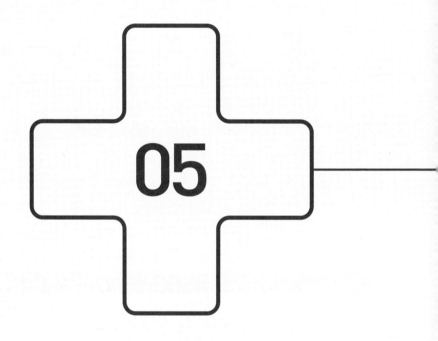

가족들이 알아두어야 할 점

파킨슨병 환자와 가족은 모두 나름대로 어려움이 있다.
가족은 먼저 병을 올바르게 이해하고 환자의 고통을 받아들이려고
노력해야 한다. 너무 스트레스를 받는 것은 모두에게 좋지 않다.
경제적 부담을 조금이라도 덜 수 있는 의료지원 정책들을 알아두면
도움이 된다.

가정에서 환자를 잘 돌보려면…

파킨슨병은 장기적인 치료가 필요한 병이다. 가족들이 병에 대해 올바르게 이해하고 환자의 불안한 기분, 힘든 심정을 헤아리는 것이 중요하다. 가족은 환자에게 누구보다도 든든한 버팀목임을 잊지 말자.

환자의 입장이 되어 받아들인다

파킨슨병 환자는 몸이 마음대로 움직여지지 않아 일상적인 동작에도 시간이 걸린다. 이런 상태를 가장 힘들어하는 사람은 다름 아닌 환자 본인이다. 가족들도 간호하다 보면 이런저런 어려움을 겪지만, 먼저 환자 입장이 되어 받아들이는 것이 필요하다. 환자에게는 생활 전체가 재활훈련이다. 가족들은 함께 치료한다는 생각으로 약은 제대로 먹고 있는지, 몸 상태는 괜찮은지, 운동은 하고 있는지 주의 깊게 살핀다. 툭하면 몸을 움직이지 않으려는 환자에게는 적극적으로 말을 걸어 의욕이 생기도록 유도한다.

환자를 잘 돌보기 위한 4가지 요령

환자를 잘 보살피고 돌보기 위해서는 먼저 파킨슨병의 특징에 대해 잘 이해하고 있어야 한다. 때로는 환자와 함께 병원에 가서 환자의 일상생활과 복용하고 있는 약에 대해 의사에게 이야기하는 것도 치료에 도움이 된다.

① 약은 치료의 기본, 올바르게 사용하도록 돕는다

파킨슨병 치료를 위해서는 병의 정도와 상관없이 증상을 완화하는 데에 먹어야 하는 약의 양이 많다. 가족들은 약의 효능을 이해하고 환자가 잊지 않고 먹을 수 있도록 도와야 한다. "약이 너무 많은 거 아니에요?", "오늘은 상태가 좋은 것 같은데, 약은 안 먹어도 되지 않아요?", "약을 이렇게 많이 먹어야 해요?" 같은 말은 삼가야 한다.

② 건강한 생활을 할 수 있도록 배려한다

환자가 건강한 생활을 할 수 있도록 가족들이 배려해주는 자세가 필요하다. 하지만 너무 이것저것 제한할 필요는 없다. 지나친 음주가 아니라면 술도 파킨슨병에는 영향을 미치지 않는다. 환자가 먹고 싶은 것을 먹고 하고 싶은 것을 하며 다양한 일에 도전할 수 있도록 돕는 것이 좋다.

③ 증상은 그때그때 변할 수 있다는 사실을 알아둔다

갑작스럽게 증상이 좋아져 주위를 놀라게 하는 환자가 있다. 시간대에 따라서 증상이 수시로 변하는 경우는 많이 있다. 계절적 영향도 있어 보통 4월과 12월에는 증상이 악화되기 쉽다. 이처럼 증상이 불안정한 것도 파킨슨병의 특징이다. 눈에 보이는 변화에 휘둘리지 말고 끈기를 가지고 병을 대한다. "어제는 할 수 있었 는데 오늘은 왜 안 될까?"같은 말은 피한다. 실패로 인해 상처 받는 사람은 바로 환자 자신이다.

④ 재활훈련이 곧 트레이닝은 아니다

파킨슨병의 재활훈련은 트레이닝과 본질적으로 다르다. 재활훈련의 목적은 현 상태를 유지하는 것이지 못하는 동작을 할 수 있게 만드는 것이 아니다. 뇌졸중 환자는 평소 사용하던 쪽 손이 마비되었을 때 반대쪽 손으로 생활할 수 있도록 여러 훈련을 한다. 그러나 파킨슨병 환자에게는 이런 훈련이 의미가 없다. 오히려 간단한 동작을 할 수 있게 함으로써 불편을 줄이는 방법을 찾는 것이 중요하다.

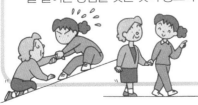

무리한 훈련은 절대 금물. 증상이 개선되길 바라며 무리한 훈련을 강요하면 환자에게 전혀 쓸모없는 부담만 주게 된다.

자립할 수 있도록 기다려준다

힘들어하는 환자를 보면 가족들은 자신도 모르게 손을 내밀거나 대신 해주고 싶어한다. 하지만 정도가 지나치면 오히려 환자에게 좋지 않은 영향을 미칠 수도 있다. 답답하더라도 기다려주는 자세로 지켜보는 것이 중요하다.

지나친 도움과 간섭은 역효과

힘든 일은 누구나 싫어한다. 환자가 힘들어하면 그런 환자를 지켜보는 가족도 괴롭다. 그러나 지나친 도움과 간섭은 오히려 역효과를 부를 수 있다는 사실을 명심하자. 환자를 대하는 데 있어서 빠지기 쉬운 함정을 정리해보았다.

파킨슨병 환자의 행동 특징

- 평소에 하던 일상적인 일에 시간이 걸린다.
- 느린 행동이나 근육 경직으로 인해 표정에 변화가 거의 없어지고, 매사 의욕이나 감동을 보이지 않는다.

항상 도와주기만 하면…
주변 사람들에게 의지하려고만 하고 스스로 할 수 있는 일도 안 하려고 한다.

점점 할 수 없게 된다
배려라고 생각했던 행동이 반대로 환자의 자립을 방해하고 의욕을 잃게 할지도 모른다.

간섭만 하고 있으면…
앞질러 도와주거나 하나하나 확인하려 들면 환자는 마음에 상처를 입는다. 예를 들면 '그거 했어?', '이거 할 수 있어?', '이 정도는 할 수 있겠지?', '힘내!' 등과 같은 말에도 상처를 받을 수 있다.

기분이 상해 의기소침해진다

스스로 생활할 수 있는 환경을 만들어간다
환자 스스로 할 수 있는 일은 혼자서 해보는 것이
병의 진행을 늦추고 환자는 물론 가족의 부담도
덜어준다.

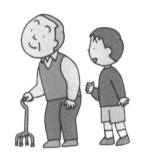

너무 가깝지도 멀지도 않은 상태를 유지한다

환자가 곤란해 하는 일을 직접 도와주는 것만이 간호가 아니다. 가족들
이 할 수 있는 가장 좋은 간호는 환자가 안전하게 자립하여 지낼 수 있
도록 환경을 만들어주는 것이다. 주거환경이나 식사 등을 적극적으로
개선해 환자가 혼자서 할 수 있는 일을 늘려간다. 너무 붙어 있으면 의
존도가 높아지고 너무 떨어져 있으면 만일의 사태에 대처하기 어렵다.
적당한 거리에서 지켜보면서 꼭 필요할 때 도움을 주는 것이 좋다. 환자
가 위험할 때는 바로 도움을 줄 수 있도록 너무 가깝지도, 너무 멀지도
않은 거리에서 함께하는 것이 중요하다. 긴 안목으로 보아 간호하는 가
족들도 자기 생활을 유지하며 환자를 돌볼 수 있어야 한다.

정부의 의료지원 정책을 이용한다

병이 깊어지거나 자리에 누워 지내게 되어 간호가 필요해지면 국가에서 시행하는 여러 가지 보조 서비스를 알아보도록 한다. 이런 서비스를 이용하면 경제적·시간적 부담이 줄어들어 가족과의 관계를 원만히 유지할 수 있다.

지원 내용, 절차 등을 참고해 선택한다

병이 깊어져서 환자의 일거수일투족을 돌봐야 하거나, 넘어져 자리에서 일어나지 못하고 누워만 지내게 되면 가족들의 부담도 그만큼 커진다. 이럴 때는 정부에서 지원하는 의료 서비스를 알아보도록 하자.

국가 차원에서 실시하는 의료지원 서비스는 장애인 등록, 노인 장기요양보험, 중증질환 및 희귀·난치질환자 산정특례, 희귀질환자 의료비 지원사업, 재난적 의료비 지원 등 다섯 가지다. 잘 살펴보고 해당되는 것이 무엇인지 알아보자. 명심해야 할 것은 모든 서비스는 신청해야 이용할 수 있다는 것이다. 증상이 비슷하더라도 신청하지 않으면 서비스를 받을 수 없다. 또한 같은 병이라도 증상에 따라 지원받을 수 있는 경우와 지원받을 수 없는 경우가 있으므로 자세히 확인해야 한다.

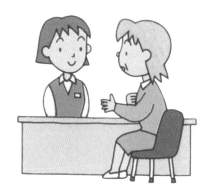

국가에서 실시하는 의료지원 정책

지원 정책	목적	지원 내용
장애인 등록 (장애인 연금, 장애인 활동 지원)	혼자서 일상생활과 사회생활을 하기 어려운 장애인들에게 연금 및 활동지원급여를 지원하는 제도	장애 정도에 따라 매월 일정 금액을 연금으로 지급하거나 활동보조, 방문보호 등을 실시한다.
노인 장기요양보험	고령이나 노인성 질병으로 일상생활을 하기 어려운 노인에게 신체활동, 가사 지원 등의 장기요양급여를 제공하는 사회보험 제도	65세 이상 노인 및 노인성 질병을 가진 65세 미만 국민에 대해 재가급여(방문요양·목욕·간호·주야간보호 등), 시설급여(노인요양시설에 장기간 입소하는 장기요양급여), 특별현금급여(요양시설이 없는 경우 지원되는 현금급여)를 지원한다.
중증질환 및 희귀·중증난치질환자산정특례 (본인일부부담금 산정특례 제도)	중증질환 및 희귀·중증난치질환자에 대하여 본인부담면제 등 특례 지원	본인부담 면제, 1종 수급권자 자격 부여, 의료급여 절차 예외, 질환군별 급여일수 산정 등을 지원한다.
희귀질환자 의료비 지원사업	1,147개의 희귀질환을 앓고 있는 환자에게 의료비를 지원하는 사업	질병과 증상에 따라 요양급여 본인부담금, 보조기기 구입비, 간병비, 특수식이 구입비 등을 지원한다.
재난적 의료비 지원사업	과도한 의료비 지출로 경제적 어려움을 겪는 저소득층 가구에 의료비를 지원하는 사업	대상질환, 소득기준, 재산기준, 의료비 부담 수준을 종합적으로 검토하여 소득기준과 본인부담 의료비에 따라 연간 최대 3천만 원까지 지원한다.

의료 서비스를 받기 위한 절차

장애인 등록

❶ 등록 신청
관할 읍 · 면 · 동사무소를 방문해 '장애인 등록 및 서비스 신청서'를 작성하여 제출한다.

❷ 장애 진단 후 관계서류 제출
신청인은 의료기관 전문의사에게 장애 진단 및 검사를 받은 후, 관계서류(장애진단서, 검사결과서, 진료기록지)를 발급받아 주소지 관할 읍 · 면 · 동사무소에 제출한다.

❸ 장애 심사 및 정도 결정 후 장애인등록증 발급
신청자의 제출서류를 바탕으로 국민연금공단에서 장애 심사와 정도를 결정한다. 장애 심사 및 정도가 판정되면 읍 · 면 · 동사무소에서 장애인등록증(복지카드)이 발급된다.

재난적 의료비 지원

❶ 신청
최종 진료일(퇴원일) 다음 날부터 180일 이내에 구비서류를 갖추어 국민건강보험공단 지사에 방문하여 신청한다.

❷ 지급 결정
공단은 소득 · 재산, 의료비 부담 수준 등을 고려하여 지급 여부 결정 후 지급한다. 개별 심사 대상이 되면, 개별 심사 유형에 따라 소명에 필요한 관련자료를 제출해야 한다.

❸ 지급 결정 통보 및 지원금 지급
신청일부터 30일 이내 지급 여부를 서면 또는 전자우편으로 통보한다. 지원 대상자로 선정되면 확인자료 검토 후 결정된 지원 금액이 신청서에 기재한 지급 계좌(신청인 또는 의료기관 등)로 입금된다.

노인 장기요양보험

❶ 신청

국민건강보험공단지사 또는 홈페이지에 접속하여 '장기요양 인정 신청서'를 받아 작성하고, 의사소견서를 받아 공단지사를 방문하거나 우편, 팩스, 홈페이지, 〈The건강보험〉 앱으로 신청한다.

❷ 등급 판정

장기요양인정신청의 조사가 완료되면 조사결과서와 제출한 여러 자료를 기초로 지역별로 설치된 '장기요양등급판정위원회'에서 신청인의 '요양필요도'에 따라 등급을 부여한다.

* '요양필요도'란 신청인이 일상생활을 하는데 다른 사람의 도움을 받아야 하는 정도를 나타내는 서비스량을 의미한다.

장기요양등급별 인정점수 및 기능상태

구분	장기요양인정점수	기능상태
1등급	95점 이상	심신의 기능상태 장애로 일상생활에서 전적으로 다른 사람의 도움이 필요한 자
2등급	75점 이상 95점 미만	심신의 기능상태 장애로 일상생활에서 상당 부분 다른 사람의 도움이 필요한 자
3등급	60점 이상 75점 미만	심신의 기능상태 장애로 일상생활에서 부분적으로 다른 사람의 도움이 필요한 자
4등급	51점 이상 60점 미만	심신의 기능상태 장애로 일상생활에서 일정 부분 다른 사람의 도움이 필요한 자

❸ 급여 지급

급여의 종류(노인장기요양보험법 제23조~제26조)

장기요양급여는 크게 재가급여, 시설급여, 특별현금급여로 나누어진다. 종류에 따라 방문요양, 방문목욕, 방문간호, 복지용구 대여, 주야간보호, 단기보호 가족요양비 등을 지원받을 수 있다.

희귀 · 중증난치질환자 대상 제도

희귀 · 난치성질환이란 '현재는 치료법이 확립되어 있지 않아 진단받아도 치료가 어렵고, 중증도가 높은 병이며 환자 수가 많지 않아 연구 · 치료에 공적인 원조가 필요하다'라고 판단된 질병이다. 이러한 병은 환자의 의료비 부담이 크기 때문에 국가에서 인정제도를 통해 의료비를 보조해준다.

다만, 파킨슨병이라고 해서 누구나 인정받는 것은 아니며 증상의 정도에 따라서 다르다. 파킨슨병으로 인해 '장애 정도가 심한 장애인(기존 1~3급)'으로 판정받으면 의료비를 보조받을 수 있다. 파킨슨병으로 인한 '장애 정도가 심한 장애인'은 지체 장애 또는 뇌병변 장애 이상이 해당된다.

중증질환 및 희귀 · 중증난치질환자 산정특례 (본인일부부담금 산정특례 제도)

❶ 신청
의료기관에서 발급받은 '건강보험 · 의료급여 산정특례 등록 신청서'를 건강보험 가입자는 국민건강보험공단에, 의료급여 수급자는 관할 시 · 군 · 구 / 읍 · 면 · 동에 제출한다.

❷ 지원 내용 및 지원 기간
지원자로 선정되면 본인부담금 면제, 1종 수급권자 자격 부여, 의료급여 절차 예외, 질환군별 급여일수 산정 등의 지원을 받을 수 있다. 희귀 · 중증난치질환자는 등록일로부터 5년간 지원받을 수 있다.

알아두세요

희귀질환 환자 교통비 지원사업
국가에서 실시하는 의료정책 외에 희귀질환 환자에게 교통비를 지원하는 '얼룩말 캠페인 – 희귀질환 7,000' 사업이 있다. 매년 1회 모집하고 있으며, 한국희귀난치성질환연합회를 통해 신청할 수 있다(www.kord.or.kr).

희귀질환 의료비 지원사업

❶ 신청

관할 보건소를 방문하거나 희귀질환헬프라인(helpline.kdca.go.kr)을 통해 구비서류를 제출한다.

❷ 소득재산 기준에 따라 선정

환자 가구와 부양의무자 가구의 소득 및 재산을 각각 심사한다.

❸ 지원대상자 여부 결정 및 등록

신청일로부터 30일이 소요되며, 신청서를 제출한 날을 '지원신청일'로 간주한다. 등록이 결정되면 지원신청일부터 발생한 의료비를 소급 지원한다. 단, 지원신청일 이전에 사용된 의료비는 소급 지원하지 않는다. 2년마다 재신청하여야 한다.

환자모임을 활용해 정보를 공유한다

가족 중에 환자가 있으면 궁금한 것이 정말 많다. 무방비 상태에서 처음 파킨슨병을 확인하고 나면 당혹스럽다. 병의 진행은 어떻게 될지, 앞으로 어떤 일이 벌어질지, 환자를 어떻게 돌봐야 할지 막막하기만 하다. 그나마 병원에서 비슷한 병을 앓고 있는 환자를 만나 이야기를 듣고 나면 다소 위안이 된다. 환자와 그 가족들로부터 얻는 정보는 실질적으로 큰 도움이 된다. 우리나라에는 파킨슨병 환자와 그 가족을 위한 '대한파킨슨병협회'가 있다. 이 단체에서는 투병생활 지원과 질병대책 관리, 권익보호와 같은 사업 및 질병정보를 제공한다. 단체에 가입해 여러 사례들을 접해보고 투병에 대한 경험을 나누며 도움을 받을 수 있다.

대한파킨슨병협회 02-942-6219 www.kpda.co.kr

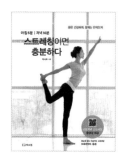

아침 5분, 저녁 10분
스트레칭이면 충분하다

몸은 튼튼하게 몸매는 탄력있게 가꿀 수 있는 스트레칭 동작을 담은 책. 아침 5분, 저녁 10분이라도 꾸준히 스트레칭하면 하루하루가 몰라보게 달라질 것이다. 아침저녁 동작은 5분을 기본으로 구성, 좀 더 체계적인 스트레칭 동작을 위해 10분, 20분 과정도 소개했다.

박서희 지음 | 152쪽 | 188×245mm | 13,000원

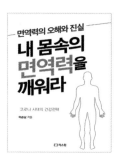

면역력의 오해와 진실
내 몸속의 면역력을 깨워라

코로나19에서 생사를 가른 것은 면역력이다. 이 책은 바이러스와 세균이 우리 몸에서 어떤 반응을 일으키며, 인체의 면역시스템이 어떻게 물리치는지 자세히 알려준다. 운동을 생활화하고, 고른 영양을 섭취하며, 정서적 안정을 이뤄 최적의 몸 상태를 유지하는 것이 최고의 면역력을 유지하는 길임을 강조한다.

이승남 지음 | 304쪽 | 152×225mm | 15,000원

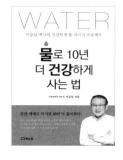

이승남 박사의 건강하게 물 마시기 프로젝트
물로 10년 더 건강하게 사는 법

국민 주치의로 불리는 이승남 박사가 수분 균형이 왜 중요한지, 우리 몸속의 수분이 균형을 이루지 못하면 어떻게 해야 하는지 해법을 알려준다. 물에 관한 잘못된 건강상식, 온몸으로 느끼는 체내 건조, 체내 건조를 막는 물 마시기, 몸이 촉촉해지는 생활실천법과 제철식품, 질병별 건조대책 등이 담겨 있다.

이승남 지음 | 228쪽 | 152×223mm | 12,000원

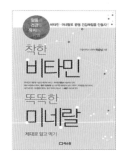

젊음과 건강을 유지하는 방법
착한 비타민 똑똑한 미네랄 제대로 알고 먹기

대부분의 현대인이 비타민·미네랄 결핍을 겪고 있다. 다들 한두 가지 영양제는 복용하고 있지만 '대충' 먹는다. 같은 성분이라도 성별과 연령, 증상에 따라 골라먹어야 효과를 볼 수 있다. 국민 주치의 이승남 박사가 제시한 맞춤처방전으로 젊음과 건강을 유지하는 방법을 배워보자.

이승남 지음 | 184쪽 | 152×255mm | 12,000원

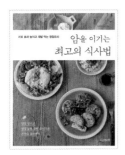

치료 효과 높이고 재발 막는 항암요리
암을 이기는 최고의 식사법

암 환자들의 치료 효과를 높이고 재발을 막는 데 도움이 되는 음식을 소개한다. 항암치료 시 나타나는 증상별 치료식과 치료를 마치고 건강을 관리하는 일상 관리식으로 나눠 담았다. 항암 식생활, 항암 식단에 대한 궁금증 등 암에 관한 정보도 꼼꼼하게 알려준다.

어메이징푸드 지음 | 280쪽 | 188×245mm | 18,000원

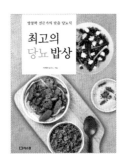

영양학 전문가의 맞춤 당뇨식
최고의 당뇨 밥상

영양학 전문가들이 상담을 통해 쌓은 데이터를 기반으로 당뇨 환자들이 가장 맛있게 먹으며 당뇨 관리에 성공한 메뉴를 추렸다. 한 상 차림부터 한 그릇 요리, 브런치, 샐러드와 당뇨 맞춤 음료, 도시락 등으로 구성해 매일 활용할 수 있으며, 조리법도 간단하다.

어메이징푸드 지음 | 256쪽 | 188×245mm | 16,000원

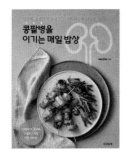

영양학 전문가가 알려주는 저염·저칼륨 식사법
콩팥병을 이기는 매일 밥상

콩팥병은 한번 시작되면 점점 나빠지는 특징이 있어 무엇보다 식사 관리가 중요하다. 영양학 박사와 임상영상사들이 저염식을 기본으로 단백질, 인, 칼륨 등을 줄인 콩팥병 맞춤 요리를 준비했다. 간편하고 맛도 좋아 환자와 가족 모두 걱정 없이 즐길 수 있다.

어메이징푸드 지음 | 248쪽 | 188×245mm | 18,000원

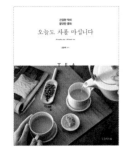

건강한 약차, 향긋한 꽃차
오늘도 차를 마십니다

맛있고 향긋하고 몸에 좋은 약차와 꽃차 60가지를 소개한다. 각 차마다 효능과 마시는 방법을 알려줘 자신에게 맞는 차를 골라 마실 수 있다. 차를 더 효과적으로 마실 수 있는 기본 정보와 다양한 팁도 담아 누구나 향기롭고 건강한 차 생활을 즐길 수 있다.

김달래 감수 | 200쪽 | 188×245mm | 15,000원

파킨슨병 전문가가 알려주는 파킨슨병 완벽 가이드북

파킨슨병

감수자 | 사쿠타 마나부
일러스트 | 치다 카즈유키 마츠모토 츠요이
옮긴이 | 조기호

촬영협조 | 초당약품공업, 노바티스

편집 | 김소연 이희진
디자인 | 한송이
마케팅 | 장기봉 이진목 김슬기

인쇄 | 금강인쇄

개정2판 1쇄 | 2024년 9월 26일

펴낸이 | 이진희
펴낸 곳 | (주)리스컴

주소 | 서울시 강남구 테헤란로87길 22, 7151호(삼성동, 한국도심공항)
전화번호 | 대표번호 02-540-5192
          편집부 02-544-5194
FAX | 0504-479-4222
등록번호 | 제2-3348

잘못된 책은 바꾸어 드립니다.

ISBN 979-11-5616-783-9 13510
책값은 뒤표지에 있습니다.